JN094080

医師に「運動しなさい」と言われたら最初に読む本

中野ジェームズ修一

田畑尚吾　伊藤恵梨＝監修医師

日経ビジネス人文庫

はじめに
――医師に「運動しましょう」と言われた人は、コロナ禍にどうすればいい？

今、日本中で、多くの人が深刻な運動不足に陥っています。

その原因は、みなさんがよくご存じのように、「コロナ」です。

新型コロナウイルス感染症の対策として外出自粛が要請され、多くの人が通勤せずに自宅でテレワークを始め、スポーツクラブが閉鎖し、街中をジョギングする人の数もグッと減りました。

その後、緊急事態宣言が解除され、再開されるスポーツクラブも増え、たくさんの人が運動不足を解消しようと取り組みを始めました。私のパーソナルトレーニングジムも、新規入会者が急激に増えています。

私は「フィジカルトレーナー」という仕事をしています。日本のトップレベルのアスリートだけでなく、一般の方にも生活習慣病やロコモティブシンドローム（運動器症候群）の対策として、身体機能を向上させるトレーニングを指導しています。

そんな私のところへ、「医師から運動しなさいと言われていましたが、コロナでどうすればいいか分からず、ひどい運動不足になっていました」と、重い腰を上げて相談に来てくださる方がたくさんいるのです。

人は年を取ると、どうしても健康診断の結果によくない数値が出てきます。すると、医師からは「運動しましょう」と言われるのですが、それでも、**ほとんどの人は十分な運動習慣を身につけることができません。**

厚生労働省の「国民健康・栄養調査」によると、20～64歳で運動習慣のある人は、たったの21％しかいません（2016年）。この結果からも、働き盛りの世代で、いかに日頃から運動している人が少ないかということが分かります。

そして、コロナによる運動不足の問題点は、単に運動する機会がないというだけでなく、通勤もしなくなったため毎日の活動量が減っていることと、その結果、体重が増えてしまっていることにあります。

みなさんの周りにも「1カ月で1キロ増えた」「3キロは太った」という方がいるでしょう。「たかが1キロ」と思うかもしれませんが、極端な運動不足の状態で増えた1キロは、通常とは違う意味があります。つまり、脂肪が1キロ増えたのではなく、**体を動かさなかったため筋肉量が減り、そのうえで脂肪が1キロ以上増えているのです。**

ですから、このような状態で必要なのは、体重を落とすための運動ではなく、筋力をつけ、そのうえで体の不調を解消するための運動なのです。

医師から「運動しなさい」と言われても、なかなか運動を始められなかった人たちに、その理由はなぜか尋ねたところ、多くの方が次のように答えてくれました。

・忙しくて運動する時間が取れない
・運動しろと言われても、何をすればいいのか分からなかった
・運動すると痛くなる部分がある
・そもそも、あまり運動が好きではない

時間がないとおっしゃるのは、ほとんどが働き盛りの世代です。仕事が忙しく、会社では責任のある地位についていたりして、運動する習慣を持たないまま生活を見直す余裕を失っているのです。

「**何をすればいいのか分からない**」という方が多いのは、ある意味で仕方がないかもしれません。医師は、診察はできても、それぞれの人に合わせた運動メニューを考えたり、一緒に体を動かして指導したりということまではできないからです。そういった仕事は、我々フィジカルトレーナーの役目でもあります。

体のどこかが痛くなるのであれば、確かに運動どころではないかもしれません。ですが、医師から許可が出ているのであれば、痛みが出ないようにメニューで工夫することも可能です。そもそも、膝や肩、腰に痛みがある人が、運動で症状を改善できることもあります。

運動があまり好きでなく、これまでほとんどやってこなかったという方は、ぜひこれをきっかけに運動を始め、体を動かす楽しさに目覚めていただけたらと思います。続けていけば必ず、自分の体を自分でよくしていけるという実感が得られ、ストレスのない充実した生活が送れるようになるはずです。

医師に「運動しましょう」と言われた経験がある方は、このままだと病気になる可能性が高かったり、すでに何らかの症状が出ていたりする状態にあります。この本は、そのような人たちに向けて書きました。

これまで運動をしたことがなかった人、運動が苦手だと思っていた人でも取り組みやすく、**時間がなくても続けられて、成果が得られるようなメニュー**をこの本のために考案しました。いずれも、基本的に**自宅ですぐに実践できるものばかり**です。

しかも、運動の効果をより高めるために、病気や体の仕組みから解説し、なぜ運動することでよくなるのかという〝理屈〟についてもページを割いています。

「糖尿病」「メタボリックシンドローム」「高血圧」など、今やとても身近で誰もが気になる疾病や、**「腰痛」「肩こり」「変形性膝関節症」**など、体の痛みに直結する症状についても、項目を立てて解説しています。

そして、内容が正確になるよう、スポーツ医学が専門の医師である田畑尚吾さんと伊藤恵梨さんに監修をお願いしました。そのおかげで、私自身も最新の研究成果などについて勉強することができました。

本書のもとになる単行本『医師に「運動しなさい」と言われたら最初に読む本』を執筆してから、光栄なことに、医師会や学会に呼ばれて講演させていただいたり、それらの会報誌に寄稿する機会が増えました。医師のみなさんも、「どのように運動してもらえばいいのか」という点で悩んでいることを学びました。

この本を通じて、1人でも多くの方が運動を始めて、自分の体を自分でよくするための一歩を踏み出せたら、こんなにうれしいことはありません。

中野ジェームズ修一

目次

第10章 健康的にやせるための食事・運動とは？

第11章 年々感じる「体力の衰え」の正体とは？

本文イラスト　内山弘隆
執筆協力　松尾直敏　神津文人

第1章

医師に「運動しなさい」と言われたらまず何をやる？

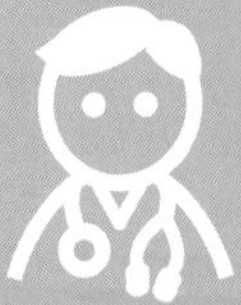

糖尿病

忙しくても効率よく運動で血糖値を下げよう！

【どんな症状なのか？】

血液中のブドウ糖の濃度が上がり、血管にダメージを与え、合併症を引き起こす

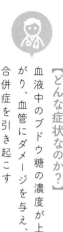

【どんな運動をする？】

有酸素運動と筋力トレーニングが有効

糖尿病とは、一言でいうと、「血糖値が高くなる病気」です。

血糖値、つまり血液中のブドウ糖の濃度が上がり、それが血管にダメージを与え、やがて**動脈硬化**や**神経障害**、**腎症**、**網膜症**など、さまざまな合併症を引き起こします。

２０１６年に厚生労働省が発表した「国民健康・栄養調査」の結果によると、糖尿病の人は、**その「予備群」も含めると、全国でおよそ２０００万人もいる**と推計されています。

つまり糖尿病は、非常に身近な存在で、今や「国民病」と言ってもいいものなのです。

健康診断で分かる糖尿病の「予備群」

「糖尿病の一歩手前、予備群ですね。運動しましょう」

健康診断でそう言われても、特に自覚症状もないので、「まあ、すぐに悪くなることはないだろう」と何もせず放置してしまった、という人は多いでしょう。

それもそのはず、糖尿病は、相当ひどくならないと自覚症状は出てきません。ですが、進行性の病気なので、何もしないでいるとどんどん悪くなってしまうのです。

会社などで行われる健康診断では、「**空腹時血糖値**」と「**ＨｂＡ１ｃ**《ヘモグロビンエーワンシー》」が測定されます。空腹時血糖値は、文字通り、空腹時に測る血糖値のこと。一方、ＨｂＡ１ｃは、検査前1～2カ月間の平均的な血糖値の状況が反映されたものです。ぜひ、健康診断の結果をよく見てみてください。

糖尿病は、投薬や食事療法に加え、運動に効果が期待できることがよく知られています。糖尿病予備群と言われた人も、あるいは血糖値が高めで気になる人も、運動に取り組んで血糖値を下げることをお勧めします。

血糖値を下げるために重要なのは、食事療法と運動療法です。摂取するカロリーと糖質

健康診断結果通知書

健康診断の結果で「空腹時血糖値」と「HbA1c」を見てみよう。

検査項目		基準値	基準レベル			今回	前回	前々回
年度・時期・区分			低	正常	高	15年21 1次	14年21 1次	13年21 1次
実施月日						2015/10/28	2014/11/11	2013/11/13
身長計測	身長					178.9	178.9	178.5
	体重					97.1	96.6	93.5
	体脂肪率	14.0 ～ 20.0						
	標準体重					70.4	70.4	70.1
	BMI	18.5 ～ 24.9			＊	30.3	＊30.2	＊29.3
	体重比	−19.9 ～ 19.9			＊	37.9	＊37.2	＊33.4
糖代謝	空腹時血糖	60 ～ 109		＊		90	85	86
	HbA1c(JDS)	4.2 ～ 5.6						
	フルクトサミン	205 ～ 285						
	血清アミラーゼ	39 ～ 134						
便潜血反応1回		—		＊		—	—	—
便潜血反応2回		—						
その他	腹囲	84.9以下			＊	99.6	＊98.4	＊94.8
	HbA1c(NGSP)	4.6 ～ 6.0		＊		5.4	5.3	5.3

空腹時血糖値(mg/dL)

～100	正常型
100～109	正常高値
110～125	境界型(予備軍)
126～	糖尿病型

HbA1c(%)

～5.6	正常型
5.6～5.9	正常高値
6.0～6.4	境界型(予備軍)
6.5～	糖尿病型

の量を控えることで血糖値の上昇を抑えることができます。一方で、ブドウ糖は体を動かすためのエネルギーになるものです。運動すれば、血液中のブドウ糖が筋肉で大量に消費され、一時的に血糖値が下がります（急性効果）。

定期的な運動を継続して行うと、血糖値を下げるホルモンであるインスリンの効きがよくなり、血糖値が下がりやすい体質になります（慢性効果）。**続ければ続けるほど効果が高まり、積み重ねの効果があるというのが運動療法の特徴です。**

また、この本で対象にしているのは、糖尿病予備群の方、あるいは、医師から運動の許可を得ている、重度な合併症のない「**2型糖尿病**」の方です。2型糖尿病とは、体質や生活習慣が原因となってインスリンの作用不足が起きるもので、通常は中高年がかかりますが、若いうちからなる人も増えています。一方、「1型糖尿病」は、膵臓からインスリンがほとんど出なくなるもので、大部分が20代以下で発症します。

「食べたら運動で血糖値を下げる」が鉄則

それでは、いつ、どのような運動をすれば血糖値を下げられるでしょうか。糖尿病合併症を予防するためには、1日の中での血糖値の変動を小さくすることが大切です。血糖値

食事後の運動で血糖値を抑える

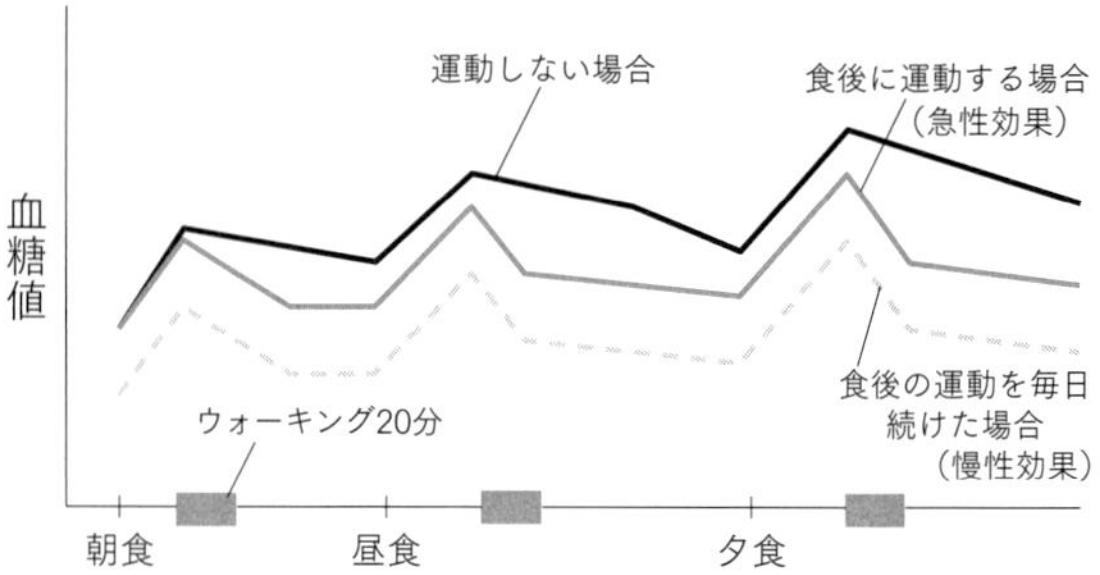

食後に20分間のウォーキングを行うことで、上がった血糖値を下げることができる。それを毎日続けると、積み重ね効果として、普段や食後の血糖値上昇を抑えられるようになる。
（本書の監修者、慶應大学の田畑氏の資料より作成）

のピークは食後1時間程度のうちにくるので、食後の血糖値の上昇を抑えるためには、食事をしてから1時間以内に運動を開始するのがいいでしょう。可能であれば毎食後、つまり1日3回やるのが理想です。

血糖値を下げるためにまず有効なのは、ウォーキングやジョギング、サイクリングなどの「**有酸素運動**」です。運動する時間が長いほどより多くの糖を筋肉で消費できるので、長く続けられる有酸素運動が効果的なのです。運動不足の人は、手軽に始められるウォーキングを、まずは食後に20分程度やるのでもいいでしょう。また、有酸素運動には肥満の人が減量できる効果も期待できます。

そして、有酸素運動と併せて、**筋力トレーニング**を行うこともお勧めします。筋肉量を増やせば、糖を代謝しやすい体になるからです。できるだけ大きい筋肉や複数の筋肉を同時に鍛えたほうが効率がいいので、大きな筋肉が集中している下半身を中心に筋トレで鍛えましょう。

また、筋肉量を増やしてから有酸素運動をしたほうが、多くの糖が使われるようになります。年を取って筋肉量が落ちてきた中高年こそ、ただウォーキングをするだけではなく、筋トレも取り入れる必要があると言えるでしょう。

糖尿病というと「太っている人の病気」というイメージがあるかもしれません。確かに、暴飲暴食などの生活習慣が原因で血糖値が上がっている人は、太り気味の傾向があるでしょう。

一方で、年を取って筋肉量が落ちてしまい、外出するのがおっくうになったりして毎日の活動量が下がった結果、**太っていなくても糖が余って血糖値が高くなる人もいます**。そういった方は、筋トレで筋肉量を増やして、糖をきちんと使える体を作ることも欠かせないのです。

「きつい」と感じるぐらいの運動でなければ効果がないが…

食後に必ず有酸素運動をやる、そして筋トレで主に下半身を鍛える……。

これまでほとんど運動してこなかった人にとって、これはとても高いハードルのように感じるかもしれません。

しかも、糖尿病に有効なのは、「ややきつい」と思うぐらいの有酸素運動だと言われています。小さい歩幅でチョボチョボ歩くようなウォーキングでは、使われる筋肉も少なく、あまり効率よく糖を消費できません。

運動で糖をたくさん使うと、誰もが「疲れた」と感じます。逆に、あまり疲れない楽な運動を続けても、さほど糖は使われないのです。

とはいえ、運動不足で、過食気味で、生活も乱れがちという人が、いきなりきつい有酸素運動や筋トレに励むのは大変でしょう。最初は、軽めのウォーキングや筋トレでもいいですから、食後に体を動かす習慣を身につけ、徐々に運動の強度を上げていくのがお勧めです。

それでも、食後に必ず20分のウォーキングをやって、それとは別に筋トレも……となると、すぐに挫折してしまいそうです。

そこで私は、**有酸素運動と筋トレを組み合わせた、血糖値を下げるためのエクササイズ**を考案しました。1セット2分半ほど、ゆっくりやっても4分ほどでできるので、忙しい方にもお勧めです。実際にやってみると、運動不足の方には「かなりきつい」と感じるでしょう。

次ページから紹介します。1回に2セットを目標にがんばってください。

【糖尿病対策エクササイズ】

動画で解説

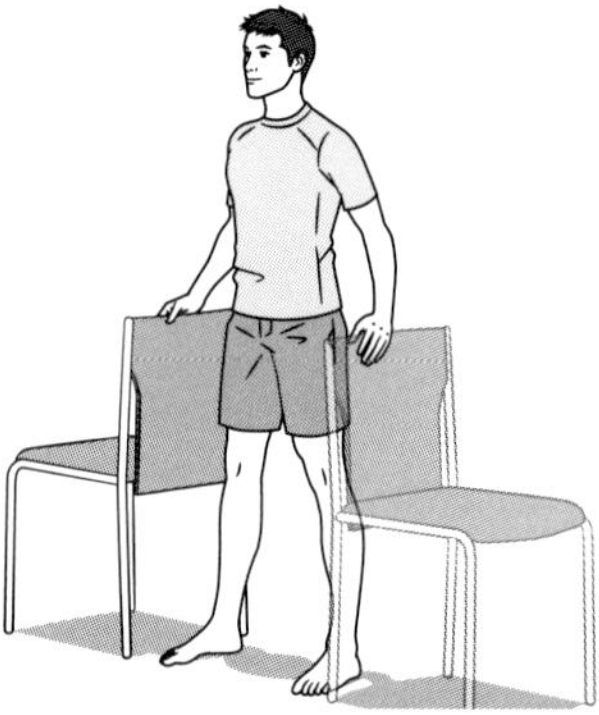

以下の①～⑨を順番に、2分30秒～4分ほどかけて行う。2セットが目標。
バランスが取れないときは、椅子の背に軽くつかまりながら行ってもよい。

①両脚反復スクワット
↓
②前後反復スクワット（右脚前）
↓
③前後反復膝上げ（右脚前・左膝アップ）
↓
④前後反復スクワット＆膝上げ（右脚前・左膝アップ）
↓
⑤両脚反復スクワット
↓
⑥前後反復スクワット（左脚前）
↓
⑦前後反復膝上げ（左脚前・右膝アップ）
↓
⑧前後反復スクワット＆膝上げ（左脚前・右膝アップ）
↓
⑨両脚反復スクワット＆交互膝上げ

【糖尿病対策エクササイズ】
①両脚反復スクワット

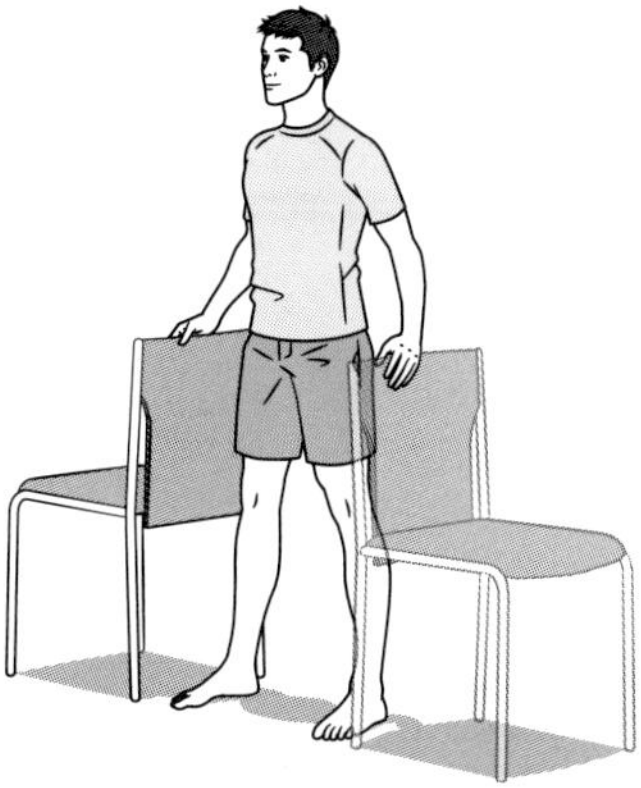

1.

足を腰幅くらいに広げて立つ。お尻を突き出しながら腰を落としていく。

10回

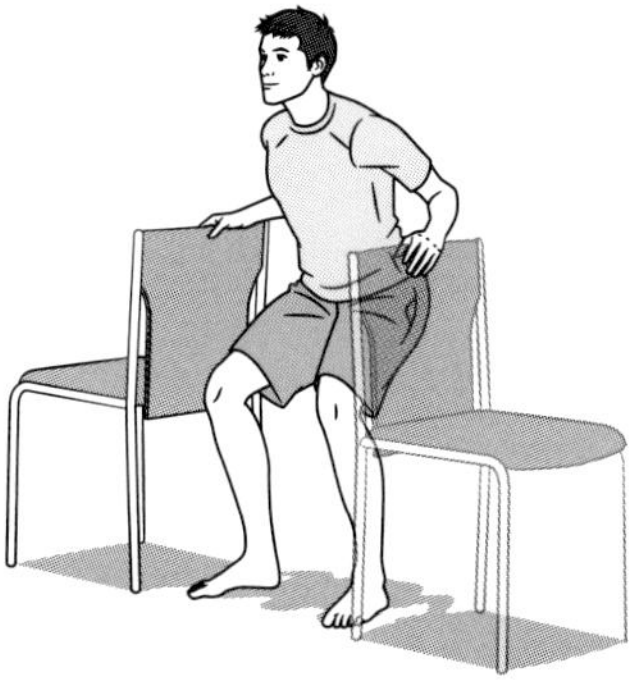

2.

膝がつま先より出ないように注意する。腰を落としたら立ち上がり、「1」の姿勢に戻る。これをリズミカルに10回繰り返す。

【糖尿病対策エクササイズ】
②前後反復スクワット（右脚前）

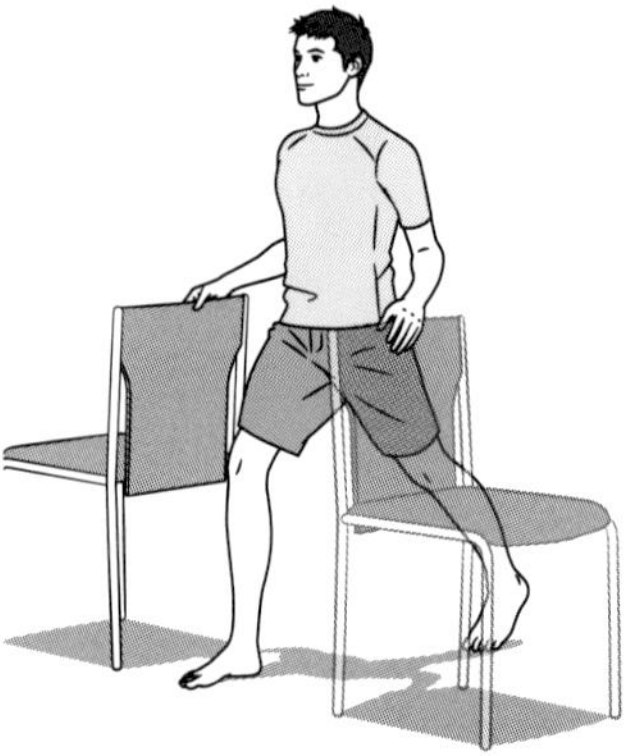

1.

足を前後に大きく開き、前に出した右脚の太ももが床と平行になるのを目標に腰を落としていく。

↓↑ 10回

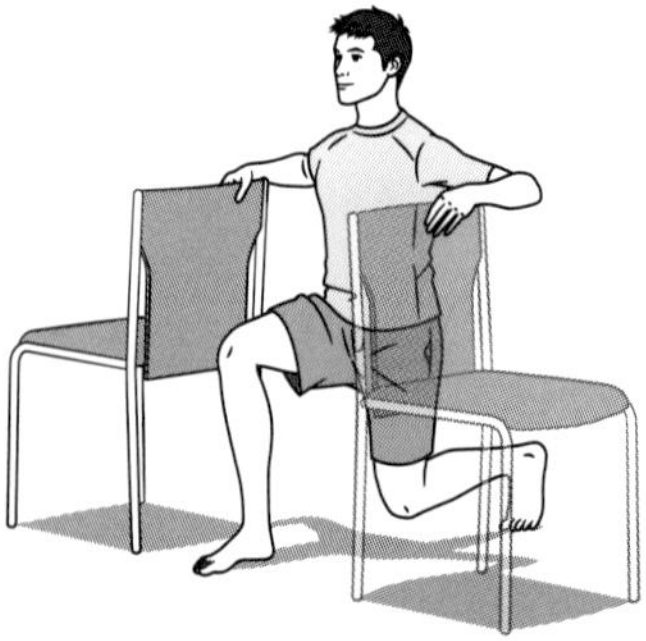

2.

腰を落としたら立ち上がり、「1」の姿勢に戻る。これをリズミカルに10回繰り返す。

【糖尿病対策エクササイズ】
③前後反復膝上げ（右脚前・左膝アップ）

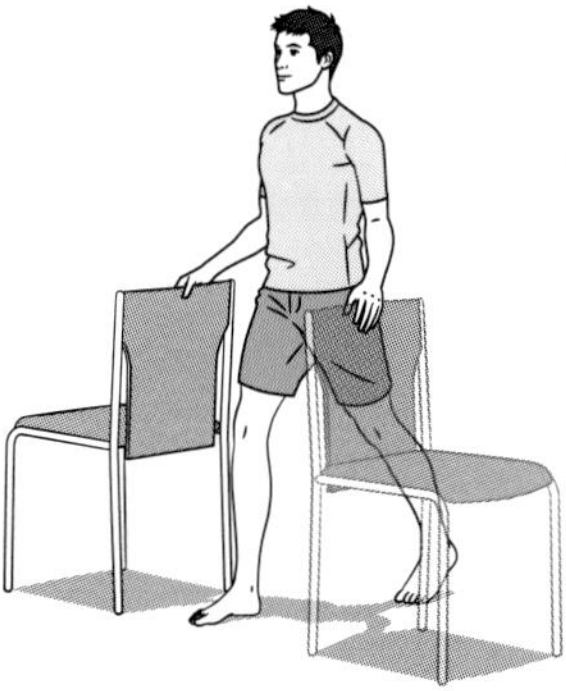

1.

足を前後に大きく開く。

↓↑ 10回

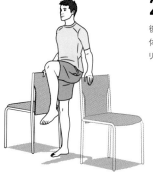

2.

後ろに引いた左脚の膝をできる限り上げる。体が揺れないよう腹筋に力を入れる。これをリズミカルに10回繰り返す。

【糖尿病対策エクササイズ】
④前後反復スクワット&膝上げ(右脚前・左膝アップ)

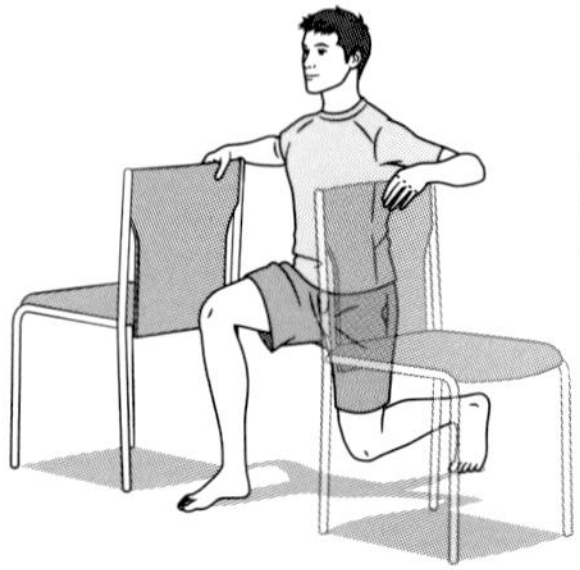

1.

足を前後に大きく開き、前に出した右脚の太ももが床と平行になるのを目標に腰を落とす。

↓↑ 10回

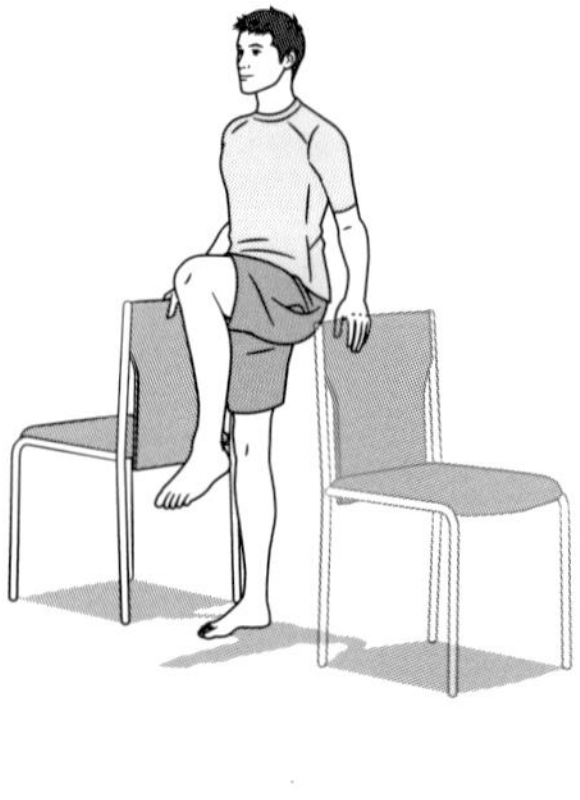

2.

立ち上がりながら後ろの左脚の膝をできる限り上げ、体が揺れないよう腹筋に力を入れる。これをリズミカルに10回繰り返す。

【糖尿病対策エクササイズ】
⑤両脚反復スクワット ※①と同じ

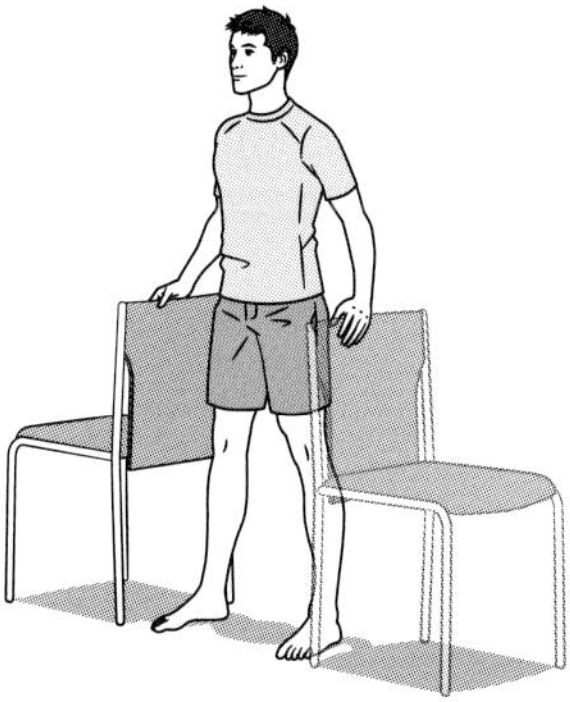

1.

足を腰幅くらいに広げて立つ。お尻を突き出しながら腰を落としていく。

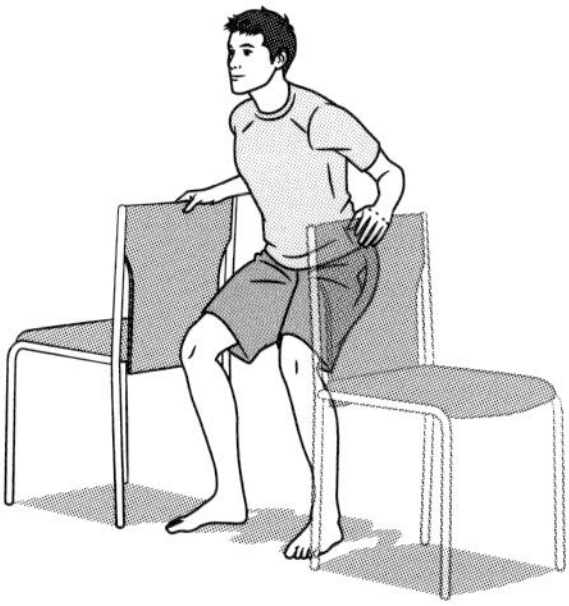

2.

膝がつま先より出ないように注意する。腰を落としたら立ち上がり、「1」の姿勢に戻る。これをリズミカルに10回繰り返す。

【糖尿病対策エクササイズ】
⑥前後反復スクワット（左脚前） ※②と左右逆

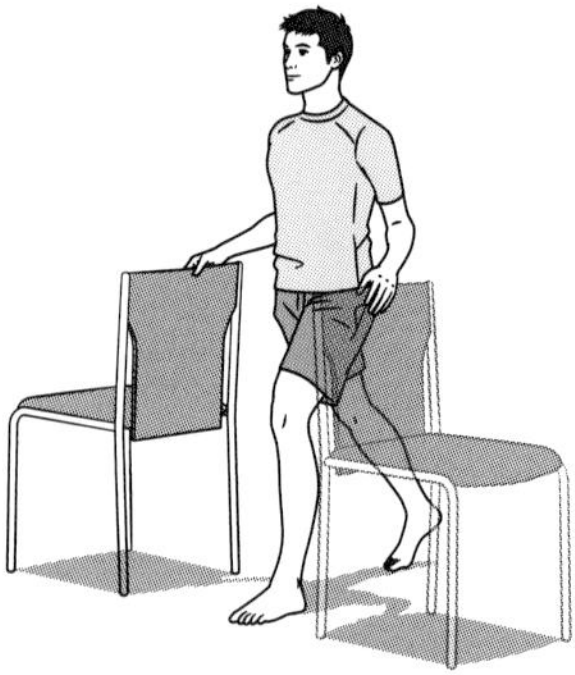

1.

足を前後に大きく開き、前に出した左脚の太ももが床と平行になるのを目標に腰を落としていく。

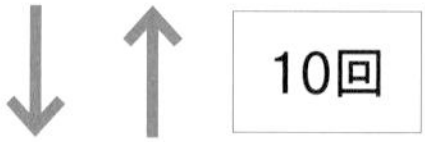

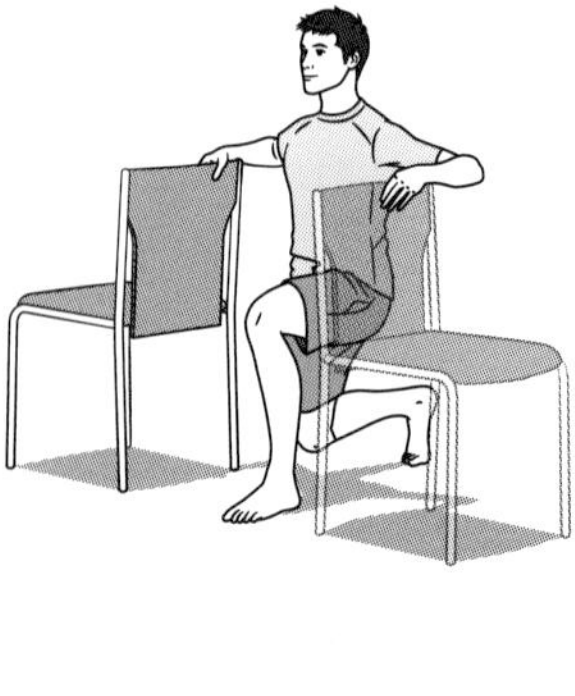

2.

腰を落としたら立ち上がり、「1」の姿勢に戻る。これをリズミカルに10回繰り返す。

【糖尿病対策エクササイズ】
⑦前後反復膝上げ（左脚前・右膝アップ） ※③と左右逆

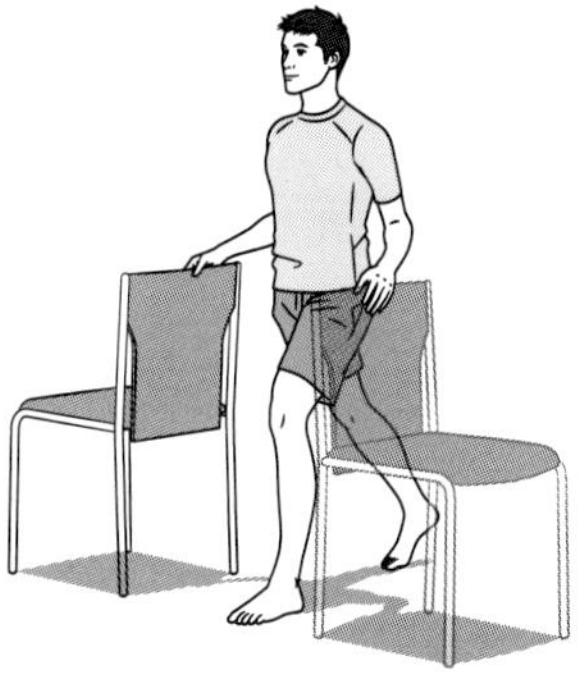

1.

足を前後に大きく開く。

10回

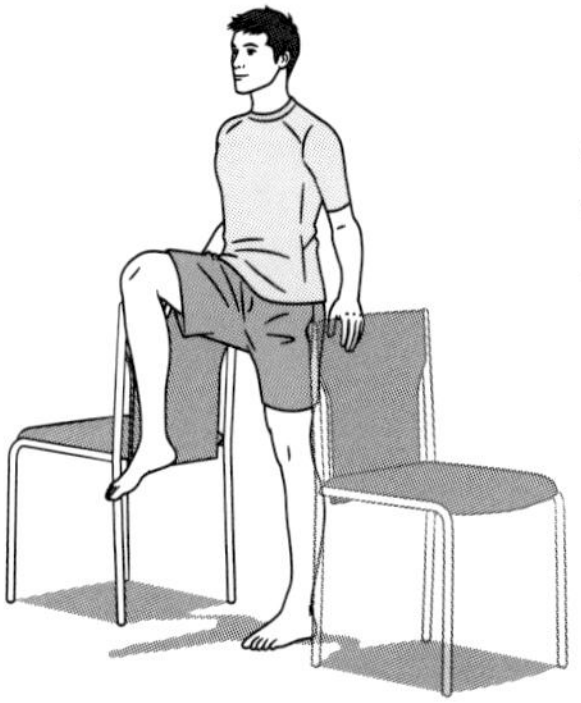

2.

後ろに引いた右脚の膝をできる限り上げる。体が揺れないよう腹筋に力を入れる。これをリズミカルに10回繰り返す。

【糖尿病対策エクササイズ】

⑧前後反復スクワット&膝上げ(左脚前・右膝アップ)　※④と左右逆

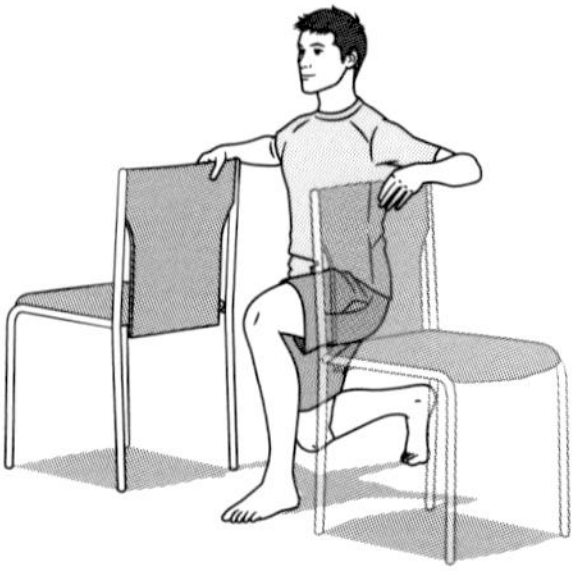

1.

足を前後に大きく開き、前に出した左脚の太ももが床と平行になるのを目標に腰を落とす。

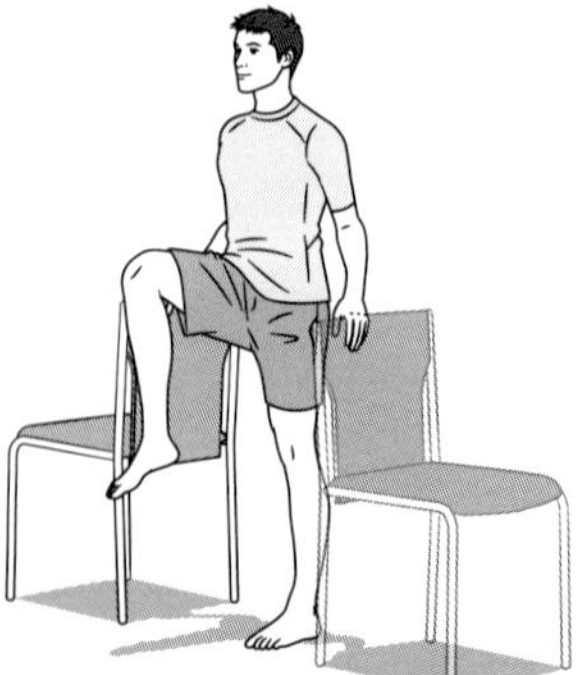

2.

立ち上がりながら右脚の膝をできるだけ上げ、体が揺れないよう腹筋に力を入れる。これをリズミカルに10回繰り返す。

【糖尿病対策エクササイズ】
⑨両脚反復スクワット&交互膝上げ

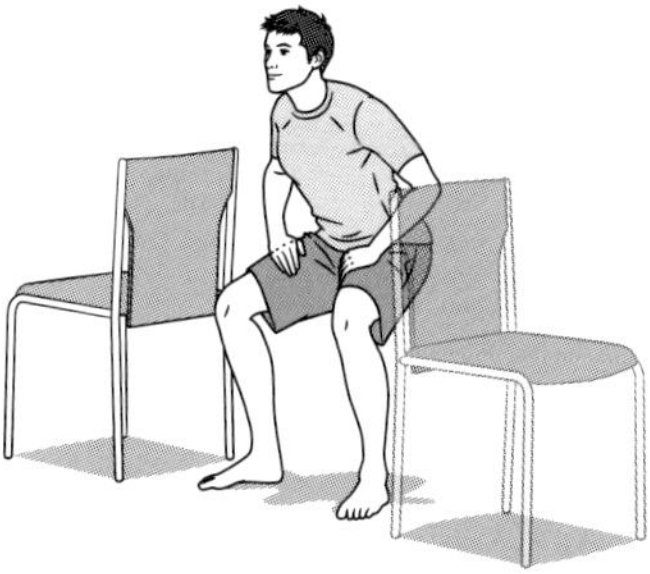

1.

足を腰幅くらいに広げ、お尻を突き出しながら腰を落とす。

↓↑ 10回

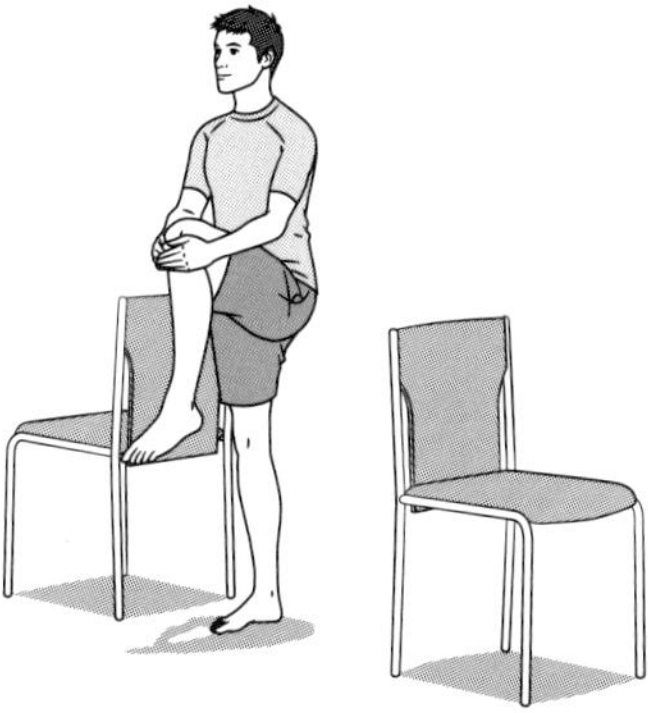

2.

立ち上がりながら片方の膝をできる限り上げ、体が揺れないように腹筋に力を入れる。左右交互にリズミカルに10回繰り返す。

運動に注意が必要なケース

糖尿病の疑いがある方は、医師に相談して、「運動をしてもいい」と許可をもらうことが大切です。

経口血糖降下薬やインスリン注射による薬物療法を受けている方は、運動中の「**低血糖症**」に気をつける必要があります。どのタイミングで、どれぐらいの強度の運動をするのかについては、医師と十分に相談しましょう。

一般的に、投薬の治療を受けている方は、低血糖を起こしやすい空腹時の運動は避けたほうがいいでしょう。そして、血糖値が下がり過ぎたときに備えて、ブドウ糖やビスケットなどを携帯してください。

また、運動して汗をかくと体内の水分が失われ、血液が濃縮されます。特に糖尿病の人は脱水症状を起こしやすいので、こまめな水分補給も欠かせません。運動の前後や運動中に、水や、カフェインの入っていないお茶などを飲むようにしましょう。

なお、肥満や、膝や腰が痛む人は、足腰への負担が少ないサイクリングや水中での歩行などのほうがお勧めです。

ただし、糖尿病の「3大合併症」がある場合は、運動療法を行えなかったり、制限されたりするケースがありますから注意してください。

糖尿病の3大合併症とは、「**糖尿病網膜症**」「**糖尿病腎症**」そして「**糖尿病神経障害**」の3つです。重度な糖尿病網膜症の人は、運動による血圧変動が網膜血管に作用して出血を起こす場合があります。糖尿病腎症は、運動によってたんぱく尿の排泄が増えるとの研究報告もあるので、「きつい運動」は避けるべきです。軽い手足のしびれ程度の神経障害であれば運動療法を行っても構いませんが、自律神経が障害されている場合には立ちくらみや不整脈が起こりやすくなるため注意が必要です。もし、足潰瘍《かいよう》や壊疽《えそ》を起こしているのであれば、病院で治療を受けましょう。

以上の注意点に気をつけて、運動で血糖値を下げる習慣を身につけましょう！

コラム

食後血糖値が高いのが日本人の特徴

健康診断で調べられる血糖値は、「空腹時血糖値」と「HbA1c」があります。これとは別に、食後にどれぐらい血糖値が上がるかを調べるために人間ドックのオプションなどで用意されているのが、「75g経口ブドウ糖負荷試験」です。この試験では、空腹時血糖値を測った後に、75g相当のブドウ糖が入った試験用飲料を一気に飲み、30分後、1時間後、2時間後の血糖値を調べるものです。これにより、その人の糖負荷に対するインスリンの効きをより詳細に見ることができます。

欧米人は空腹時血糖値が高い人が多いのに対し、日本人は食後血糖値が高い人が多いと言われています。

空腹時の血糖値が低くても、食後に血糖値が上がってしまうのであれば、血管にダメージを与えてしまいます。そのため、このような場合に「糖尿病予備群」に認定されることがあります。

気になる方はぜひ、食後血糖値を測定してみてください。

糖尿病の判定基準

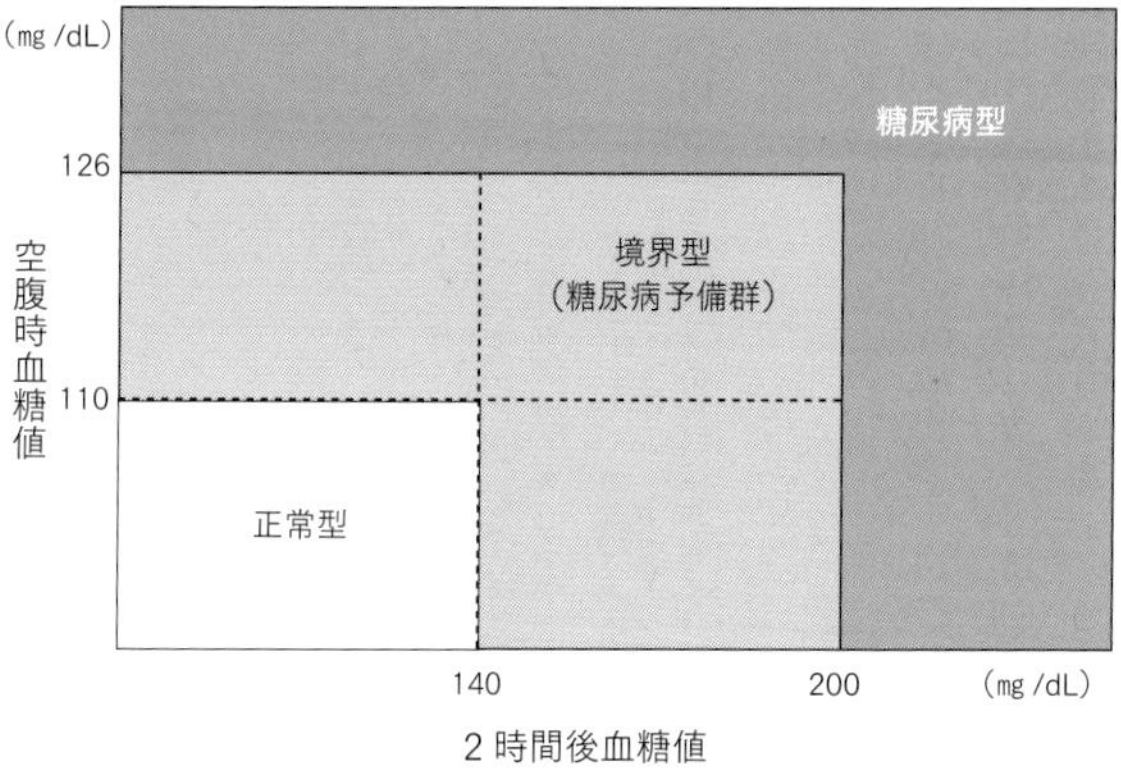

「空腹時血糖値」と「75g経口ブドウ糖負荷試験」の2時間後の血糖値の結果から糖尿病を判定する基準。ここでいう「境界型」とは、いわゆる糖尿病予備群のこと。
(日本糖尿病学会「糖尿病診療ガイドライン2016」をもとに作成)

メタボリックシンドローム

諸悪の根源「内臓脂肪」を有酸素運動で燃焼！

【どんな症状なのか？】
内臓脂肪がたまり、高血圧や脂質異常、高血糖を引き起こす

【どんな運動をする？】
筋トレで脂肪を燃焼しやすくしてから有酸素運動を！

メタボリックシンドローム、通称メタボは、健康診断で測定する腹囲が「**男性85㎝以上、女性90㎝以上**」という条件ばかりが注目されていますが、実はそれだけではありません。腹囲に加え、次の3つのうち、2つ以上が当てはまるとメタボと診断されます。

- **中性脂肪値150㎎／dL以上か、HDL（善玉）コレステロール値40㎎／dL未満**
- **血圧が上は130㎜Hg以上か、下が85㎜Hg以上**
- **空腹時血糖値110㎎／dL以上**

メタボは「内臓脂肪症候群」とも呼ばれます。食べ過ぎや栄養が偏った食事、そして運動不足などが原因となって内臓脂肪がたまり、それが脂質異常（中性脂肪やコレステロールの異常）、高血圧、高血糖などを引き起こし、将来の脳卒中や心臓病につながるのです。

余分なエネルギーが内臓脂肪として蓄積される

このようにやっかいな内臓脂肪がなぜ、たまってしまうのでしょうか。内臓脂肪には、余ったエネルギーを一時的に蓄積するという役目があります。食事で摂取したエネルギーよりも体が消費したエネルギーのほうが少ないと、内臓脂肪が増えてしまうのです。

運動不足の人は内臓脂肪がたまりやすいと言えます。厚生労働省が発表した２０１６年の「国民健康・栄養調査」によると、日常生活で運動する習慣がある人の割合は、男性で23・9％、女性で19％（20～64歳）。特に30代が最も低く、男性18・4％、女性は９・８％です。実に多くの人がメタボ予備群なのです。

また、人間の体は、年齢とともに「**基礎代謝**」が低くなっていきます。基礎代謝とは、何もせずにじっとしていても、生命活動を維持するために体の中で使われているエネルギーのことです。成人してから年を取るにつれて基礎代謝が減り、それに加えて、世の中が便利になったことで歩いたり階段を上ったりという活動が少なくなってくると、ますますメタボになってしまう危険が増えていくというわけです。

腹筋をやってもぽっこりお腹の内臓脂肪はなくならない

「メタボ＝肥満」と考える人は多いですが、実はメタボに関係するのは「**内臓脂肪型肥満**」。内臓の周囲に脂肪が付着して、お腹《なか》がぽっこり出た体形になります。30代以上の男性に多く見られるものです。一方で、皮下脂肪による肥満は「**皮下脂肪型肥満**」と呼ばれ、腰まわりやお尻、太ももなど下半身を中心に脂肪がたまります。これは女性に多いタイプです。

内臓脂肪のほうが皮下脂肪に比べてたまりやすいものの、運動や食事の改善により落としやすいのも事実です。

ただ、ぽっこり出たお腹を引っ込めるために腹筋運動をする人は多いのですが、そのやり方はあまり効率的だとは言えません。詳しくは、147ページで解説しますが、腹筋運動をやっても体表の近くにある筋肉群を鍛えるだけで、体の中のほうにある内臓脂肪を落とすことはできないのです。

内臓脂肪を落とすために効果的なのは、**ウォーキングやジョギングなどの有酸素運動**です。軽く息が弾む程度の有酸素運動では、エネルギー源として「脂質」「糖質」の両方が使われます。22ページでは、血糖値を下げるために、「ややきつい」と感じるぐらいの有酸素運動が必要だという話をしましたが、それは息が上がってしまうような激しい運動では「糖質」が使用される割合が高くなるからです。しかし、内臓脂肪を落とすためにはそれよりも強度が低くて大丈夫です。

10分の有酸素運動を1日に複数回やると効果的

それでは、どれくらいの有酸素運動を行えばいいのでしょうか。アメリカスポーツ医学会の基準では、1日30分以上の運動が望ましいとされています。これは、まとめて30分行うということではなく、分割しても問題ありません。以前は、有酸素運動を20分以上行わないと脂肪が燃焼されないなどと言われていましたが、これは間違いです。1日に10分の運動を3回行うことでも、十分に脂肪の燃焼と健康の維持が期待できます。

また、2017年1月にイギリスのラフバラ大学のゲーリー・オドノバン博士らを中心とした研究チームが発表した論文によると、毎日30分に換算できる運動を、週末にまとめて行っても十分に効果があるそうです。つまり、週末に2回、90分間の運動を行っても、1日30分の運動を6日分行ったのと同じ効果が得られるのです。［JAMA Intern Med. 2017;177(3):335-342］

ただ、いきなり長時間の運動を行うのはハードルが高いので、運動不足の人は、短めの運動を1日数回に分けて行ったほうがいいかもしれません。有酸素運動を長く続けたほうが脂肪が速く落ちるようなイメージがありますが、一概にそうとは言えないのです。有酸素運動を終えた直後には、体内の余熱で脂肪が循環する時間があります。これは「**運動後過剰酸素消費量**（EPOC）」と呼ばれ、運動後に消費カロリーが上がっている状態で、おおむね2時間から4時間は続くと言われています。つまり、短めの運動を1日に複数回行うと、EPOCの効果を多く得ることが期待できるのです。

有酸素運動としてまず思いつくのはウォーキングです（効果的なウォーキングの方法は166ページから紹介します）。ただウォーキングは基本的に外に出て行うため、天気の悪いときに行うのは難しいでしょう。ジムに行ってトレッドミル（ウォーキングマシン）でやることもできますが、そのためだけにジムに入会するのもためらわれます。

そこで、ここでは「**ステップ台**」を利用した有酸素運動を紹介しましょう。いわゆる

「踏み台昇降運動」です。これならば天気も関係なく、エアコンが効いている室内で、テレビを見ながらでも行えます。ステップ台がない場合は、家の階段などの段差を活用してください。

通常の「**ベーシックステップ**」のほか、台をまたいで行う「**ストラドル**」や台の上で膝を上げる「**ニーアップ**」を組み合わせると運動強度が上がります。もちろん、台の高さや上り降りのスピードも調節して構いません。自分に合った運動強度で15分を目安に続けてみましょう。

動画で解説

【メタボ対策エクササイズ】
①ベーシックステップ

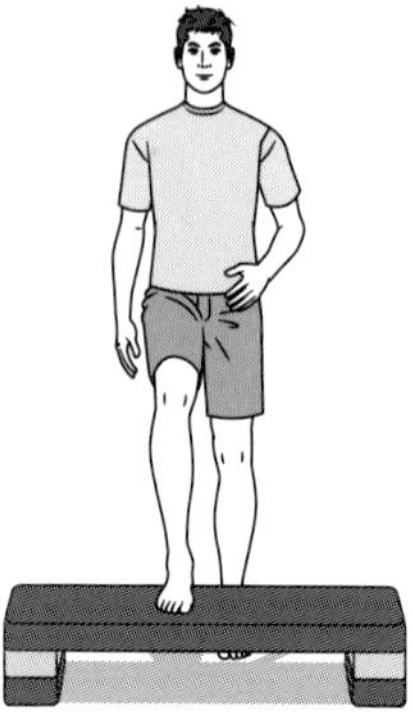

1.

ステップ台の前に立つ。片足をステップ台に乗せる。

2.

もう片方の足もステップ台に乗せる。降りるときは、先にステップ台に乗せた足から降りる。1秒かけて台に乗り、1秒かけて降りる。30秒ごとに先に乗せる足を変え、15分を目安に続ける。

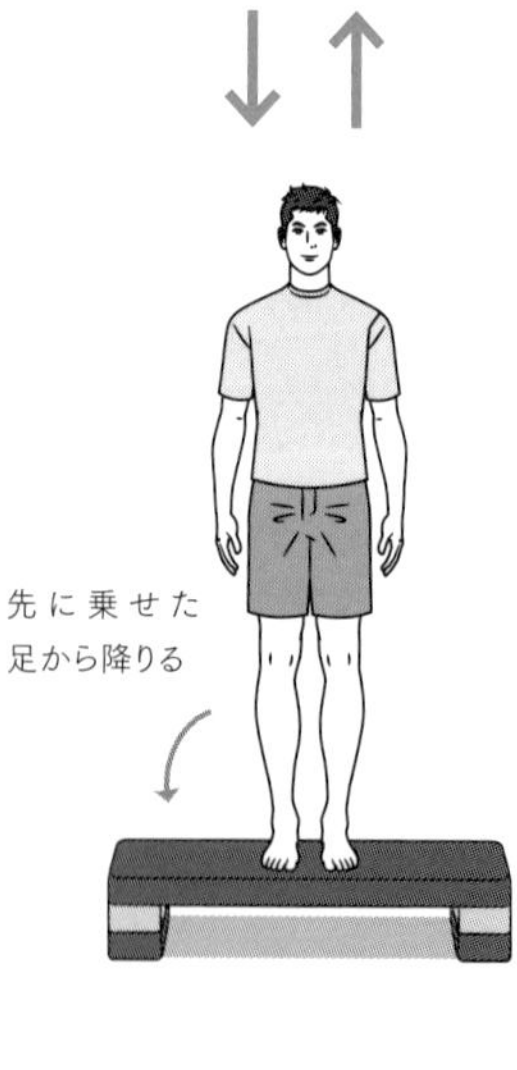

【メタボ対策エクササイズ】
②ベーシック&ニーアップ

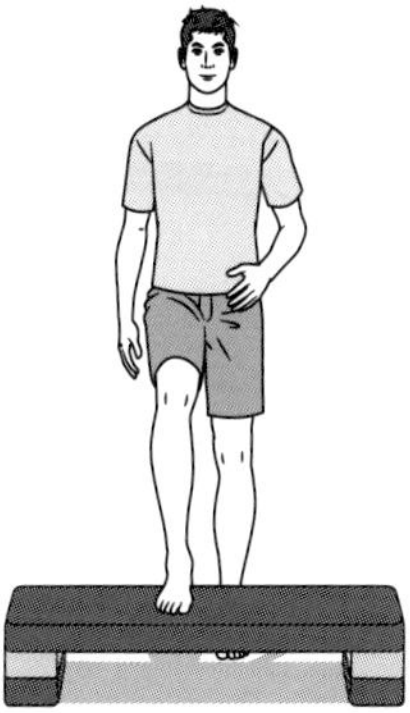

1.

ステップ台の前に立つ。片足をステップ台に乗せる。

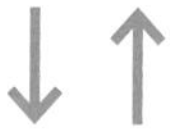

2.

もう片方の膝を胸のほうに引き上げる。上げた足をそのまま床に戻し、台から降りる。1秒かけて膝を上げ、1秒かけて降りる。先に乗せる足を1回ごとに変え、15分を目安に続ける。

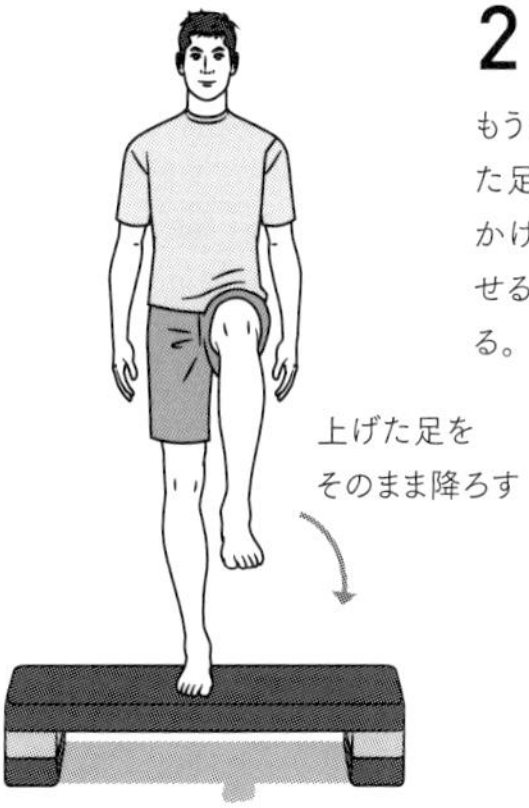

【メタボ対策エクササイズ】
③ストラドル

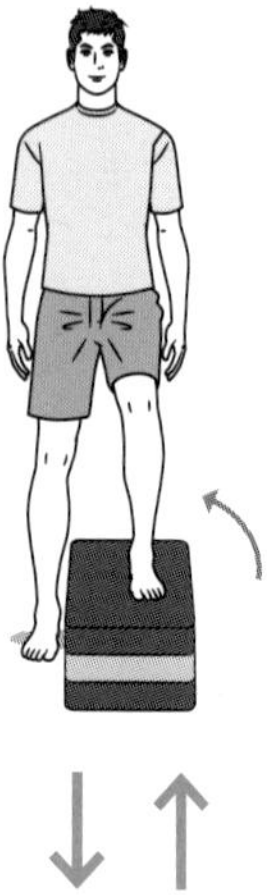

1.

ステップ台をまたいで立つ。片足をステップ台に乗せる。

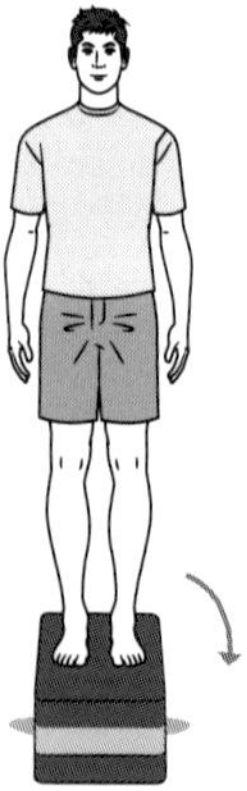

2.

もう片方の足もステップ台に乗せる。降りるときは、先にステップ台に乗せた足から降りる。1秒かけて台に乗り、1秒かけて降りる。30秒ごとに先に乗せる足を変え、15分を目安に続ける。

【メタボ対策エクササイズ】
④ストラドル＆ニーアップ

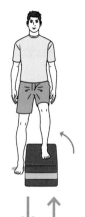

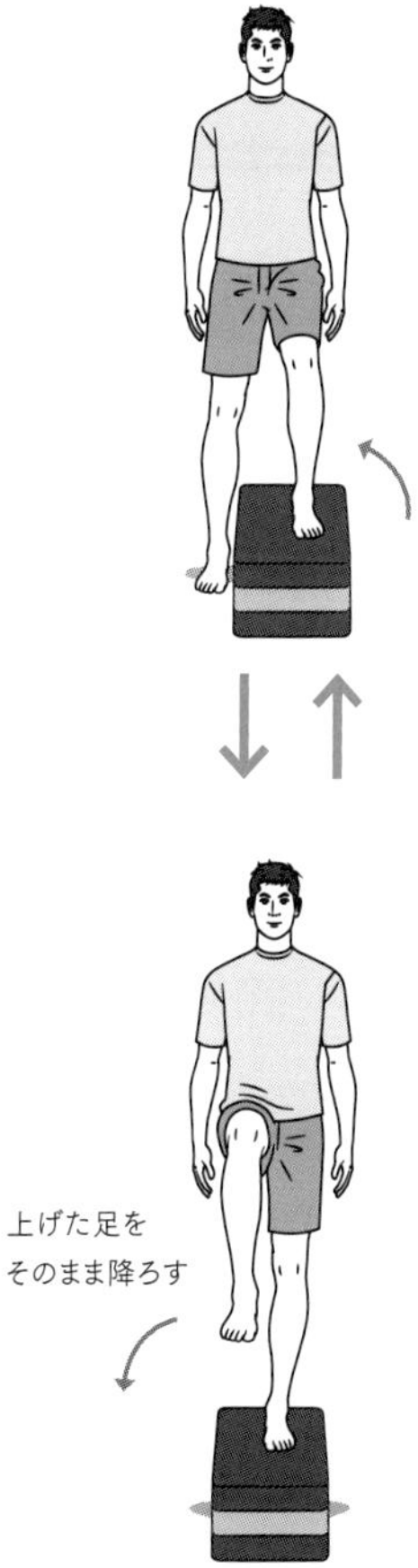

1.

ステップ台をまたいで立つ。片足をステップ台に乗せる。

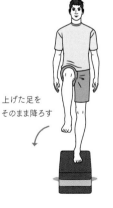

2.

もう片方の足の膝を胸に引き上げる。上げた足をそのまま床に戻し、台から降りる。1秒かけて台に乗り、1秒かけて降りる。先に乗せる足を1回ごとに変え、15分を目安に続ける。

筋トレで脂肪の燃焼効率が上昇！

メタボを改善するためには、有酸素運動に加え、筋トレで筋肉量を増やし、基礎代謝をアップさせることも効果があります。

運動不足は筋肉量の低下をもたらし、それにより基礎代謝が落ちるので、内臓脂肪を増やす原因になります。それを防ぐには、とりわけ大きな筋肉が集中する下半身を鍛えるといいでしょう。これは、19ページで解説している、糖尿病の予防と同じです。

筋トレを行うと、成長ホルモンやアドレナリンなどの分泌が促されます。すると、脂肪が分解されやすくなる状態になるので、そのあとにウォーキングやジョギングといった有酸素運動を行うと、脂肪の燃焼効率がさらによくなるのです。

とはいえ、メタボ改善のために運動するといっても、太っていて体重が多めの方は注意が必要です。重い体重のまま動きが激しい運動をしようとして、膝や足首などをケガしてしまう恐れもあります。摂取カロリーがオーバーしている人は、まず食事を見直し、体重を落としてから運動の量を徐々に増やしていくのが理想です。

ただ、食事療法だけで脂肪を減らそうとすると、筋肉まで減ってしまう可能性もあるの

太っている人は「座っている時間の長さ」にも注意

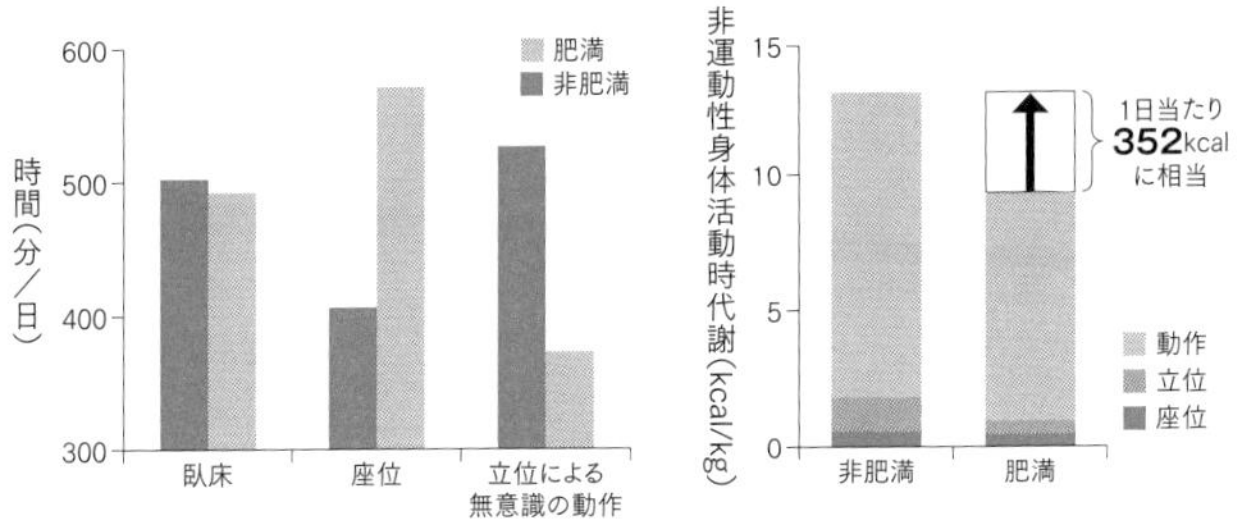

太っている人は1日の中で座っている時間が長く、また運動以外の生活活動による代謝(非運動性身体活動時代謝、NEAT)が低く、その差は1日当たり352kcalにも相当する。[Science. 2005;307:584-6]

で注意が必要です。

そこで私がお勧めするのは、189ページの第8章「トレーナーが実践する1日14品目食事術」で解説している方法です。これならば、運動に必要な糖質や筋肉の材料になるたんぱく質を確保し、栄養バランスを整えつつ、全体のカロリーを抑えることができます。

また、太っている人ほど1日の中で座っている時間が長く、家事、通勤、買い物など運動以外の生活活動による代謝も低いという研究報告もあります。体重が多めで座っている時間が長い人は、生活習慣を積極的に見直さなければならないと言えるでしょう。

高血圧

血圧は「ちょっと高め」でも病気リスクが上がる

【どんな症状なのか？】
血圧が高くなり、動脈硬化の原因になる

【どんな運動をする？】
有酸素運動、自重筋トレ

「血圧が高いですね。運動していますか？」

健康診断でこんなふうに言われる人は多いかもしれません。年を取るにつれて血管が硬くなり、血圧が高くなる人は増えていきます。また、肥満気味の人も血圧が高くなる傾向にあります。

血圧とは、心臓が血液を押し出す際に動脈の内側にかかる圧力のことです。

高血圧と診断されるのは、診察室で測定した「収縮期血圧」つまり上の血圧が140㎜Hg、または「拡張期血圧」つまり下の血圧が90㎜Hg以上の場合です。

血管は、血流の圧力で伸びたり広がったりし、また裂けたりしないように収縮します。

血圧が高くなると、血管の内壁が傷つきやすくもなるので、だんだんと厚くなって柔軟性を失い、動脈硬化を引き起こしてしまいます。

そのため、狭心症や心筋梗塞などの虚血性心疾患、脳梗塞や脳出血、腎臓病など、さまざまな病気を引き起こすリスクが高くなるのです。

「ややきつい」と感じる有酸素運動で血圧が下がる

厚生労働省が3年ごとに実施している「患者調査」によると、高血圧の人は2014年の時点で**1010万8000人**と推計されています。これは前回の調査から約104万人増えているそうです。

食生活の変化や運動不足による肥満などによって、高血圧になる人は増え続けています。高血圧になると安静にしていなくてはいけないと思っている人も多いかもしれません。しかし、実は運動療法が有効な場合もあるのです。

血圧を下げるためには、「**減塩**」「**肥満解消**」「**禁煙**」そして「**運動**」が〝4本柱〟になります。ただ、漠然と「運動しましょう」と言われても、多くの人がどんなことをすればよいのか分からないというのが正直なところでしょう。

高血圧を改善するためには、ほぼ毎日、「ややきつい」と感じる運動を30分以上行うことが目標だとされています。種目は、ウォーキングや軽いジョギング、水中運動、自転車などの有酸素運動などが推奨されています。

また、筋トレについても血圧を下げる効果があるという研究報告がいくつもあります。ただし、いきむような、重たいウエイトをあげるトレーニングは、急激な血圧の上昇を招くので避けたほうがいいでしょう。筋トレなら、自分の体重を使った、いわゆる「自重トレーニング」をうまく取り入れることをお勧めします。

「血圧ちょっと高め」でも心臓病や脳卒中のリスクが上がる！

先ほども言ったように、高血圧の診断基準は上が１４０㎜Hg以上、下が90㎜Hg以上です。健康診断の結果を見て、上が１４０、下が90を下回って、「ギリギリセーフだった！」と安心している人もいるかもしれません。

ところが、実は「ギリギリセーフ」ではまずいのです。というのも、日本高血圧学会の「高血圧治療ガイドライン２０１４」によると、上が１３０〜１３９、下が85〜89というのは、「正常高値血圧」と定義され、高血圧ではないものの、心臓病や脳卒中のリスクが

高血圧の診断基準

分類		収縮期血圧（上）	拡張期血圧（下）
正常域血圧	至適血圧	120	80
	正常血圧	120〜129	80〜84
	正常高値血圧	130〜139	85〜89
高血圧	I度高血圧	140〜159	90〜99
	II度高血圧	160〜179	100〜109
	III度高血圧	≧180	≧110
	収縮期高血圧	≧140	＜90

診察室で測定した血圧（mmHg）
（日本高血圧学会「高血圧治療ガイドライン2014」より作成）

高まるので、血圧を下げる努力をしなければなりません。

運動を行うと、その最中は一時的に血圧が上昇します。そのため、高血圧の程度によっては、運動をしてはならない場合があります。高血圧と言っても、その程度は何段階かあり、運動を行う前に医師と十分に相談する必要があります。

上の表の基準のうち、運動をしてもいいのはII度以下の人で、それ以上の人は、運動を始める前に血圧を下げなければなりません。血圧が上がり過ぎて血管にかかる負担が増え、命の危険にさらされることがあるからです。

なお、I度であれば3カ月以内、II度であれば1カ月以内の「生活習慣改善」

「高血圧」の生活習慣改善ポイント

1	減塩	1日6g未満を目指す（注1）
2	食物	野菜や果物を積極的に食べる（ただし、糖尿病の人は果物に注意）。脂肪分を控えて、青魚類を食べることを心がける
3	減量	BMI値25以下を目指す（注2）
4	運動	1日30分以上の有酸素運動を行うようにする
5	節酒	純アルコール換算で男性1日20〜30mL、女性10〜20mLを超えないようにする（注3）
6	禁煙	喫煙は血圧を上げ、煙に含まれる有害物質が血管の内膜を傷つけるのでやめる。受動喫煙も防止する

注1：塩分量の目安＝醤油大さじ1杯約2.6g、味噌大さじ1杯約2g、ラーメン約5g、カレーライス約3g

注2：BMI＝体重kg÷（身長m）^{2}

注3：アルコール25mLの目安＝ビール中瓶1本、日本酒／ワイン180mL、焼酎0.6合、ウイスキーダブル1杯

（日本高血圧学会「高血圧治療ガイドライン」より作成）

を試みて、それでも高血圧がよくならなければ内服治療となります。Ⅲ度ではただちに内服治療になります。

生活習慣の改善について、ガイドラインをもとにポイントをまとめたので参考にしてください。

脂質異常症

中性脂肪、コレステロールも運動で改善！

【どんな症状なのか？】
血液中の中性脂肪やコレステロールの濃度が異常値に

【どんな運動をする？】
有酸素運動や筋トレ

血液中に中性脂肪やＬＤＬ（悪玉）コレステロールが多すぎることを、以前は「高脂血症」と呼び、動脈硬化につながる病気とされていました。

ところが、ＨＤＬ（善玉）コレステロールが少なすぎても、同じように動脈硬化になりやすいことから、次のどれかに当てはまる場合をまとめて「**脂質異常症**」と呼ぶことになりました。

- **中性脂肪（トリグリセライド）値　１５０mg／dL以上**
- **ＬＤＬ（悪玉）コレステロール値　１４０mg／dL以上**

・ＨＤＬ（善玉）コレステロール値40㎎／dL未満

動脈硬化を引き起こす最大の原因に！

中性脂肪やＬＤＬコレステロールは、多すぎると動脈硬化になってしまうので悪者のように言われてしまいますが、体にとってはもちろん必要な存在です。中性脂肪は糖質に次いでエネルギーとして使われる栄養素であり、コレステロールは分解されて細胞膜を作ったり、ホルモンの材料として使われたりします。

ただし、使われずに余った中性脂肪は皮下脂肪や内臓脂肪に蓄積され、また血中濃度が高くなると、血管の内膜を傷つけて動脈硬化の原因となります。

ＬＤＬコレステロールは、コレステロールを肝臓から末梢の組織に運ぶ役割がありますが、多すぎると血管の壁に入り込み、動脈硬化の最大の原因になると言われています。一方、ＨＤＬコレステロールは、血管壁の余ったコレステロールを肝臓へ戻し、動脈硬化を進行させないようにする働きがあるので「善玉」と呼ばれています。

脂質異常症は、糖尿病や高血圧と同じように運動で改善することができます。目安は、やはり**1日30分の有酸素運動**です。軽く息が弾むような有酸素運動を、10分×3回のように分割して行ってもいいでしょう。また、筋トレによって基礎代謝を上げ、脂質を消費しやすい体にすることも大切です。

食事についてはどうでしょうか。厚生労働省の「日本人の食事摂取基準」では、2015年版から、それまであったコレステロールの摂取制限が設けられなくなりました。しかし、脂質異常が認められる人は、コレステロールの摂取量を1日300mg以下にし、動物性の脂肪を減らし、魚や植物性の油を多くしましょう。糖質を多くとると中性脂肪が増えやすいので注意が必要です。

また、脂質異常症も生活習慣病の仲間であり、太っている人がなるものというイメージがあるかもしれませんが、必ずしもそうとは限りません。慢性的に運動不足な人、年を取って外出がおっくうになって活動量が落ちている人などは、やせていても中性脂肪の数値が高くなることがあります。

そういった人の中には、筋肉の中に脂肪がたまる「**脂肪筋**」ができていることもあります。脂肪筋は、内臓脂肪と同様に、有酸素運動や筋トレによって燃焼させることができます。

太っていないのに中性脂肪が高いという方は、脂肪筋の可能性もあるので、ぜひ運動に取り組みましょう。

第2章

肩・腰・膝の痛みを根本から治す

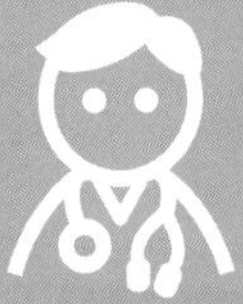

肩こり

つらい痛みを解消するには肩の動的ストレッチ！

【どんな症状なのか？】
肩や首の周辺の筋肉に痛みや張り、コリが生じる

【どんな運動をする？】
動的ストレッチで血行をよくする

「肩こり」や「腰痛」で悩んでいる人はとても多いと思います。

厚生労働省の2016年の「国民生活基礎調査」によると、病気やケガなどの自覚症状がある人の割合は、男性の1位が「腰痛」で2位が「肩こり」、女性の1位が「肩こり」で2位が「腰痛」となっています。

こうした、整形外科で診てもらうタイプの痛みは、慢性化しやすいのが特徴です。病院で薬をもらったり、あるいはマッサージに行ったりして一時的に痛みが取れても、時間がたつとまたぶり返してしまうのです。

「肩こりや腰痛を病院で診てもらったら、一度ですっきりと治って、再発していません」という人はまずいないでしょう。

なぜなら、薬やマッサージでは、肩こりや腰痛の根本的な問題を解決できない場合が多いからです。

マッサージでは根本的な「筋力低下」を解消できない

この章では、こうした整形外科的な痛みについて取り上げます。

まずは「**肩こり**」から。

肩こりの原因は、長時間にわたるパソコンでの作業や、重い荷物を持っての移動、それに眼精疲労やストレスなど、いろいろなものが考えられます。

肩や首の回りが軽く張っている程度であれば、ストレッチなどで一時的に治るかもしれません。ですが、やはり根本的な問題を解決しなければ、再び痛くなってしまうでしょう。そしてひどくなると、痛みだけでなく、頭痛や吐き気までもよおすこともあります。

肩こりを引き起こす根本的な問題を一言でいえば、「**肩や首の周辺の筋肉が硬くなり、血行が悪くなること**」です。

先ほど紹介した厚生労働省の「国民生活基礎調査」でも、肩こりを訴える人が女性に多いのは、一般的に女性のほうが筋力が弱いことにも一因があるかもしれません。

成人の頭部は約5〜6kgの重さがあり、これを肩から首の回りにある20以上の筋肉で支えています。そして、頭部が前に倒れるのを支えているのは主に「頭板状筋《とうばんじょうきん》」ですが、特にこの筋肉の力が弱くなると、ほかの部位にも負担がかかり、筋肉は常に緊張状態に陥ります。すると血液の流れが悪くなって、張りやコリが発生するのです。

筋力の低下から慢性的な肩こりが起きている人は、立っていても座っていても、姿勢が悪くなってしまいます。猫背ぎみだったり、骨盤を傾けて座っていたりするのです。

試しに、背筋をピンと伸ばした姿勢を作ってみてください。数分間、その姿勢を維持しようとすると、疲れを感じる部位が出てくるはずです。実はその部位こそ、筋力が落ちている場所だと言えます。

マッサージは血行をよくしてくれるので、一時的には肩こりを解消してくれるでしょう。それ自体はよいことです。しかし、考えてみてください。マッサージで肩や首の回りの筋力を強化することは不可能です。ですから、筋力不足という根本的な問題の解決にはならないのです。

長時間のパソコン作業で筋肉が伸びた状態で固まる

少し専門的な話になりますが、筋肉には「**伸長固定**」と「**短縮固定**」の2種類の緊張状態があります。つまり、筋肉が伸びた状態で固まっているか、逆に縮んだ状態で固まっているか、ということです。

長時間パソコンを使っている人が、腕をキーボードに向かって伸ばし、前傾姿勢をとり続けていると、腕の重さに引かれるようにして、肩甲骨が背中の中心から離れて外側に開いてしまいます。すると、うなじから肩にかけて走っている僧帽《そうぼう》筋や菱形《りょうけい》筋といった肩甲骨周辺の筋肉群が、伸長固定された状態になるのです。

同時に体の前側の筋肉、特に大胸筋は、縮んだ状態の短縮固定になります。そして、肩周辺の筋肉群は、長時間にわたって動かされない状態が続きます。

このように筋肉が固定された状態で緊張が続くと、血液の循環が悪くなります。血行が悪いということは、筋肉に酸素や栄養が適切に送り込まれないということです。また、代謝によって作り出された老廃物も排出されません。その結果、コリや張り、痛みが生じてくるのです。

また、筋力が低下した人が悪い姿勢のまま長時間にわたってパソコン作業を続ければ、肩こりの症状はさらにひどくなるかもしれません。

肩こりに効く動的ストレッチ

同じ姿勢をとり続けたことで起きた筋肉の緊張をほぐすには、どのような運動がいいでしょうか?

筋肉の緊張をほぐすのだからストレッチがいいと思う人は多いでしょう。実はストレッチには、大きく分けて「静的（スタティック）ストレッチ」と「動的（ダイナミック）ストレッチ」の2種類があり、**肩こりに効果が期待できるのは、主に動的ストレッチです。**

静的ストレッチは筋肉をゆっくりと伸ばすもの、一方の動的ストレッチは腕や足をいろいろな方向に積極的に動かすものです。

ストレッチと聞いて多くの人が思い浮かべるのは、静的ストレッチでしょう。ただ、静的ストレッチは短縮固定された筋肉を伸ばして緩めることはできても、伸長固定された筋肉をほぐすことはできません。

そこで、長時間のパソコン操作などでこり固まった筋肉の血行をよくするには、動的ストレッチの出番なのです。

肩がこってきたと感じたら、ぜひこれから紹介する、肩の回りの動的ストレッチを試してください。

この動的ストレッチによって、体全体の代謝が一時的に高まる効果もあるので、デスクワークの途中で眠気を感じたときにも、頭をスッキリさせることができるでしょう。また、脳への血液流入も増えたり、気分転換ができるので、新しいアイデアが浮かんだりして、仕事の効率も上がるかもしれません。

ただし、肩こりや首の痛みは、「**頸椎《けいつい》ヘルニア**」などの病気が原因になっている可能性もあります。ひどい肩こりが続き、腕のしびれなどの症状も出ている場合は、必ず医師の診断を受け、運動してもいいかどうか確認しましょう。

動画で解説

【肩こり対策エクササイズ】
①肩甲骨の三角運動

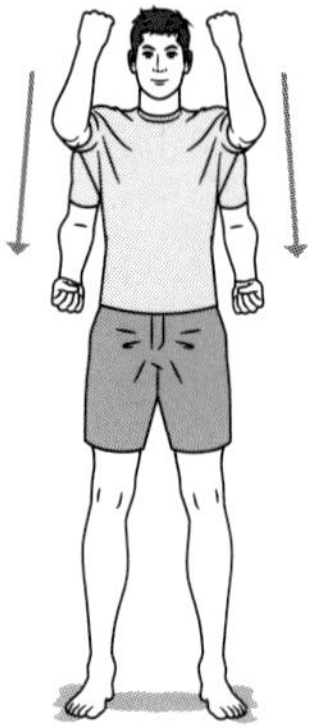

1.

両腕を曲げたまま上に引き上げ、まっすぐ下に引き下ろす。

20回

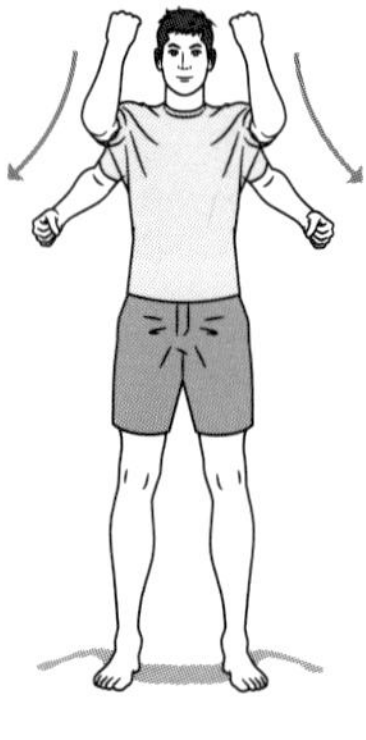

2.

次に、腕を引き上げてから、肘を斜めに開きながら下ろす。1と2を交互にリズミカルに行い、肘で三角形を描く。

【肩こり対策エクササイズ】
②肩甲骨の円運動

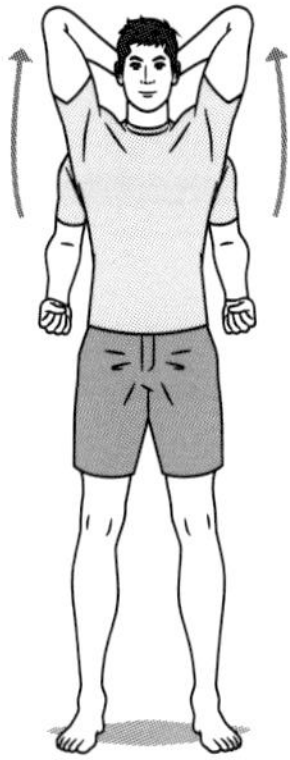

1.

両腕を曲げたまま肘を大きく前方に持ち上げていく。

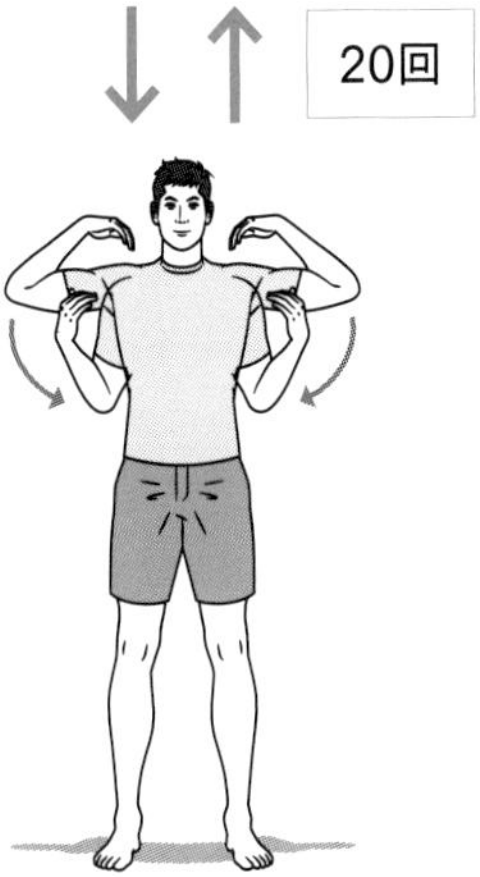

2.

肘が真上まできたら、肩甲骨を寄せるようにして肘を開きながら下ろしていく。肘で円を描くようにリズミカルに回す。

【肩こり対策エクササイズ】
③肩甲骨の三角運動&円運動

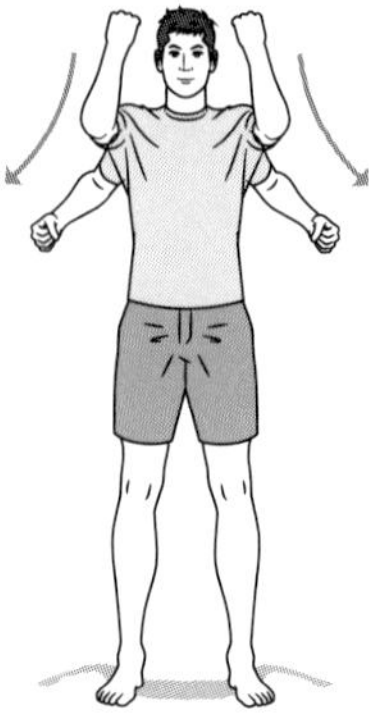

1.

両腕を曲げたまま上に引き上げ、肘を斜めに開きながら下ろす。

20回

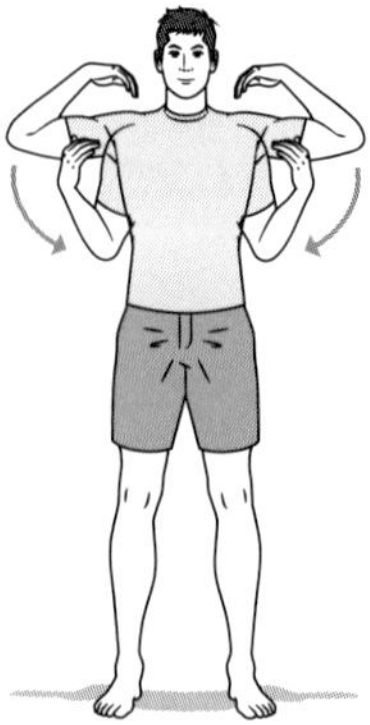

2.

肘を大きく前方に持ち上げ、真上まできたら肩甲骨を寄せ、肘を開きながら下ろしていく。肘で円を描くようにする。1と2を交互にリズミカルに繰り返す。

【肩こり対策エクササイズ】
④肩甲骨のサークル運動

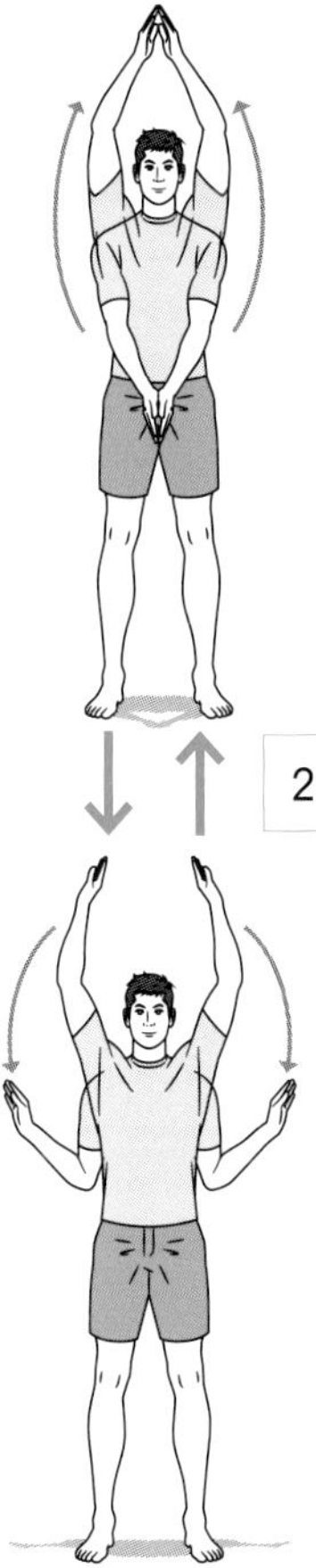

1.

両手を下で合わせ、まっすぐ上に持ち上げる。

20回

2.

上で手を返し、肘をゆっくり引いていく。再び下で手を合わせ、1と2をリズミカルに繰り返す。

【肩こり対策エクササイズ】
⑤肘の引き寄せとうなずき運動

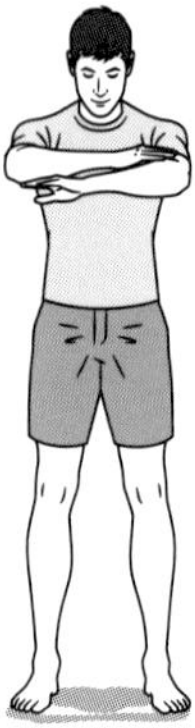

1.

肘を曲げて両腕を体の前で重ね、あごを引いてうなずく。

↓↑ 20回

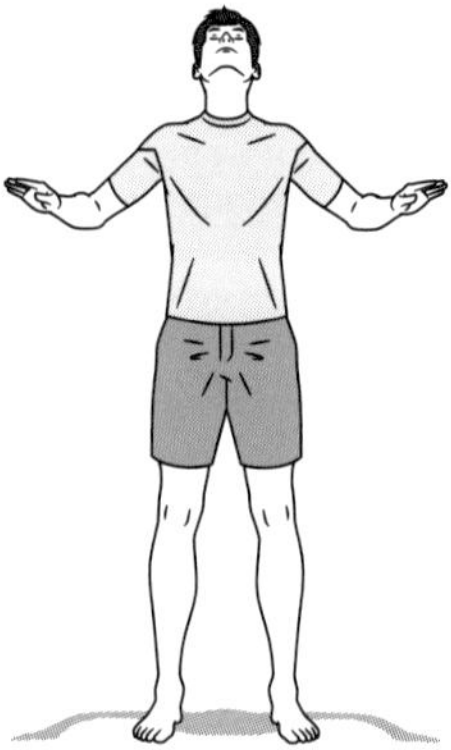

2.

肘を開いて肩甲骨を寄せると同時に、顔を上に向ける。肩甲骨を寄せる動きと首の動きを併せて行う。1と2をリズミカルに繰り返す。

ストレスで引き起こされる肩こりにも要注意

筋力の低下や、同じ姿勢を長時間続けることによる筋肉の緊張状態のほかに、肩こりの大きな原因になるものがあります。

それが**ストレス**です。

仕事のプレッシャーや私生活での悩み事などによって大きなストレスを抱えていると、それが筋肉の緊張をもたらし、肩こりの原因になります。

特に、僧帽筋上部、つまり頭蓋骨下から肩にかけての筋肉は、精神的なストレスによって緊張しやすいところです。

これはある水泳選手の例ですが、彼は大きな試合の前になると、僧帽筋が張って肩こりがひどくなると言っていました。水泳選手ですから、筋力低下でも血行不良でもありません。それなのに肩こりが起こるのは、記録を出さなくてはいけない、勝たなければいけないというプレッシャーからくるものです。

アスリートでなくても、自分でも気がつかないうちに精神的なプレッシャーやストレスによって原因不明の肩こりが出てきます。それを、マッサージなどに頼って一時的に対処しても、根本的には解決しないでしょう。

肩や肩甲骨の回りの筋肉を動的ストレッチによって動かせば、筋肉がほぐれるだけでなく、精神的な、心のコリをほぐす効果も期待できます。

ストレスを実感したら、ぜひ取り組んでみてください。

また、精神的な緊張感をほぐすには、117ページで紹介している「**漸進《ぜんしん》的筋弛緩《しかん》法**」も試してみてください。グッスリと眠れるうえに、肩こり解消の効果も期待できるはずです。

腰痛

静的ストレッチで慢性的な腰の痛みを取る

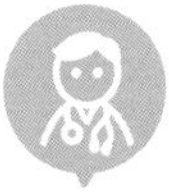

【どんな症状なのか？】
腰に痛みや炎症がある

【どんな運動をする？】
静的ストレッチ、ウォーキングなど

厚生労働省研究班が2013年に公表した推計によると、**腰痛**を訴える人は全国で2800万人以上もいるそうです。そのうち年代として特に多いのは、40～60代。実際、慢性的に腰の痛みを感じる人はとても多く、「腰痛に悩むことなく生涯を終える人は、全人口の1～2割程度」という説もあるぐらいです。

腰が痛いと、それだけで動くのがおっくうになって活動量が落ち、生活の質（QOL）も低くなってしまいます。活動量が落ちれば代謝も悪くなり、それが原因で体重が増えると、腰にさらに負担がかかって痛みがひどくなる……。そんな悪循環に陥ってしまうこともあるでしょう。

腰痛の85%は原因が分からない!

それでは、腰痛の原因は何でしょうか? 実は、**腰痛の原因がはっきり分かるのは全体の15%で、残りの85%は原因が特定できない**と言われています。

原因が特定できるのは、椎間板ヘルニアや脊柱管狭窄症、重篤な脊椎病変、内臓の病気などの場合で、画像診断や精密検査によって判明します。

残りの85%も、どこか筋肉や神経などに原因はあるのかもしれませんが、画像診断などではなかなか分からないのです。

また、原因が特定できない場合に、実はそれが心因性の腰痛であるケースもあります。日本整形外科学会と日本腰痛学会が監修した「腰痛診療ガイドライン」では、3カ月以上続く慢性腰痛の治療については、抗炎症薬、鎮痛薬に加えて、抗不安薬と抗うつ薬が推奨されています。

心因性、つまりストレスなどが原因の腰痛もあると言うと、意外に思うかもしれませんが、それを裏づけるような研究もあります。

福島県立医科大学の大谷晃司教授らによると、原因が分からない腰痛患者の脳血流を測定したところ、その70％が健康な人よりも血流量が少なかったそうです。これについてアメリカのノースウエスタン大学がさらに研究を進めると、脳の「側坐核《そくざかく》」という部分の働きが低下していることが分かりました。

側坐核とは、脳に痛みの信号が届いたときに鎮痛物質を排出する指令を出すところです。そこの働きが、慢性的なストレスによって低下するので、腰に痛みを感じるようになるのではないか、と推測されています。

また、同じガイドラインでは、鍼やマッサージによる治療は「慢性腰痛に対して保存的治療よりも効果があるとはいえない」とされています。マッサージなどは、一時的には痛みが和らぐかもしれませんが、それだけでは根本的には解決できないのです。

ぎっくり腰でも寝ていてはダメ？

腰が痛いのなら、じっと安静にしていたほうがいいと思うかもしれません。ですが、最新の臨床研究では、それは正しくないことが分かってきました。

いわゆる「ぎっくり腰」のような腰痛のときでも、痛みが強い最初の「急性期」は安静にしたほうがいいのですが、その後はなるべく早く普段の生活を送れるよう、動く努力をしたほうが腰にはよいのです。

そして、肩こりと同様、運動不足や筋力の低下によって筋肉がこり固まることでも腰痛は起こります。ですから、運動によって腰痛を解消させる効果が期待できるのです。

慢性的に運動不足だという方は、ウォーキングなどに取り組むことで、腰痛が緩和されることもあります。**下半身の筋肉を動かすことで血行がよくなり、緊張した筋肉が柔らかくなる**からです。

仕事で座りっぱなしで腰が痛くなる人は、せめて30～40分に一度は席を立ち、軽いストレッチや背伸び、またはオフィスの中を少し歩くだけでも血行が改善されます。ぜひ試してみてください。

腰の痛みや不調で悩む方の多くは、殿筋群や腰背部の筋肉群が硬くなっていることが多いので、**ストレッチで柔軟性を取り戻す**ことが大切です。ここでは、そのための静的ストレッチを紹介します。

【腰痛対策ストレッチ】

①お尻（大殿筋）のストレッチ

動画で解説

1. 片足の足首を反対側の膝の上にかける。
2. 胸をくるぶしのほうに近づけていく。

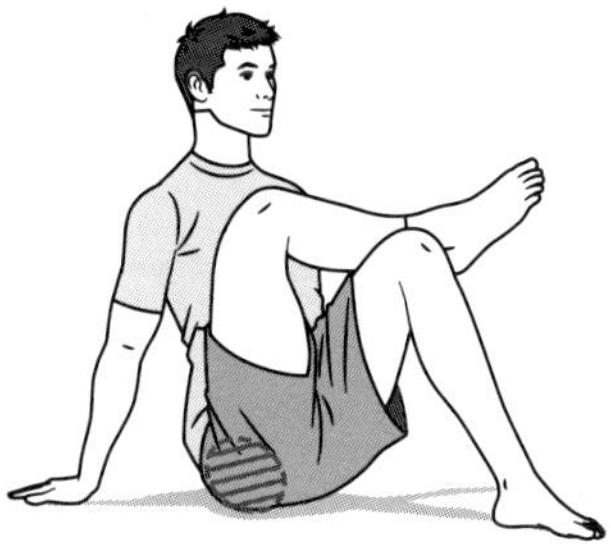

3. 呼吸を止めずに20〜30秒キープ。反対側も同様に行う。

【腰痛対策ストレッチ】

②お尻（中殿筋）のストレッチ

1. あぐらをかいて座り、片方の膝を立て、その脚でもう片方の脚をまたぐ。
2. 立てた膝に反対側の腕をかけ、できるだけ胸に引きつけ、上体をひねる。

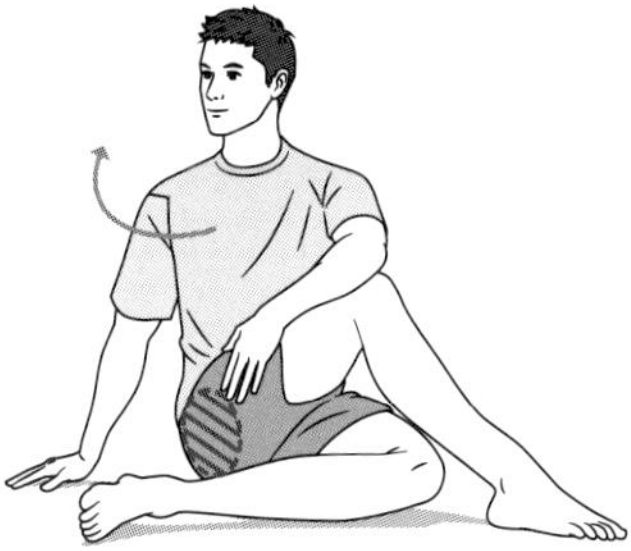

3. 呼吸を止めずに20〜30秒キープ。反対側も同様に行う。

【腰痛対策ストレッチ】
③太ももの裏側(ハムストリングス)のストレッチ

1. 片脚を前に出し、反対の脚をその膝の下に入れる。
2. 背筋を伸ばし、息を吐きながら上体を倒していく。

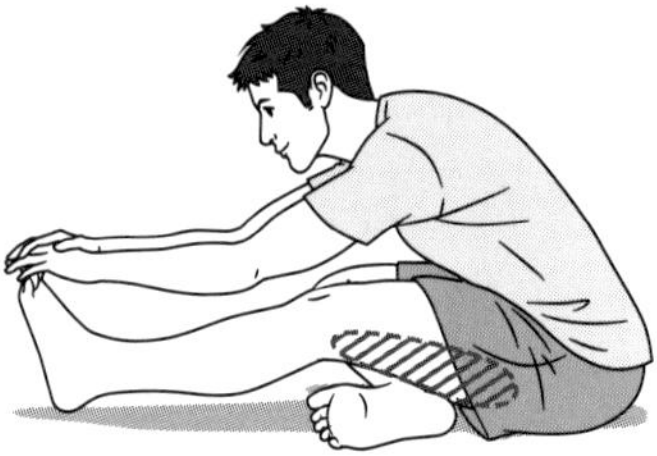

3. 20〜30秒キープ。前に出した脚の膝を完全には伸ばさないようにする。反対側も同様に行う。

【腰痛対策ストレッチ】
④太ももの表側(大腿四頭筋)のストレッチ

1. あぐらをかいて座り、片方の脚を崩し、足首を同じ側の手でつかむ。
2.膝を後ろに引き、かかとをお尻に近づける。反対側の手を床につき上体をひねる。

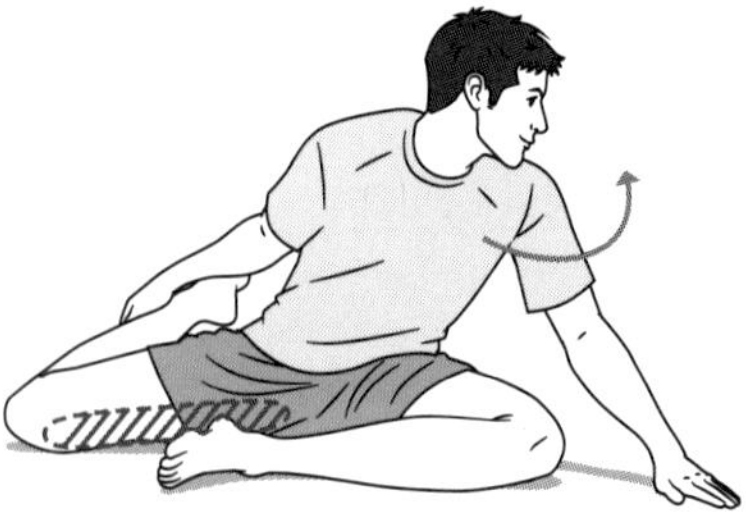

3. 呼吸を止めずに20〜30秒キープ。反対側も同様に行う。

【腰痛対策ストレッチ】
⑤内もも(内転筋群)のストレッチ

1. 片脚を横に伸ばし、反対側の膝を曲げて背筋を伸ばす。
2. 息を吐きながら上体を倒していく。

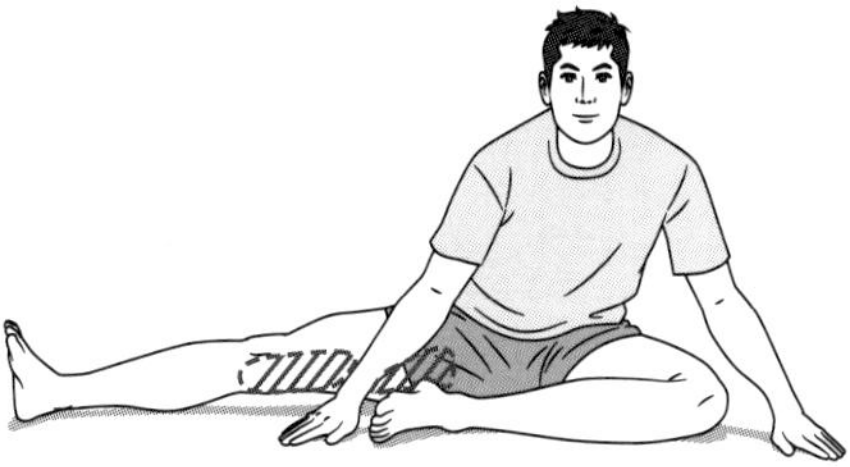

3. 20〜30秒キープ。伸ばした側の内ももが痛い場合は膝を少し緩める。反対側も同様に行う。

【腰痛対策ストレッチ】
⑥ももの付け根(腸腰筋)のストレッチ

1. 片膝を立てて座る。
2. 片手をお尻に置き、息を吐きながら、ももの付け根から体を前に倒していく。

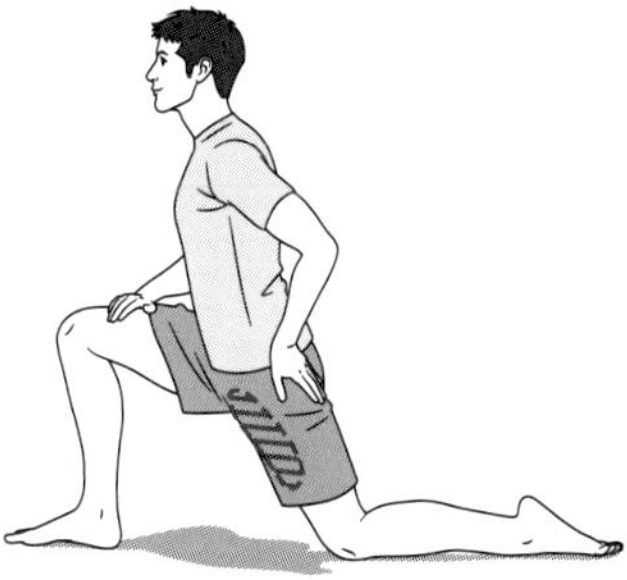

3. 20〜30秒キープ。反対側も同様に行う。

【腰痛対策ストレッチ】

⑦背中（広背筋）のストレッチ

1. あぐらをかいて座り、片手を上に持ち上げ、もう片方の手で手首をつかむ。
2. 息を吐きながら体を横に倒していく。

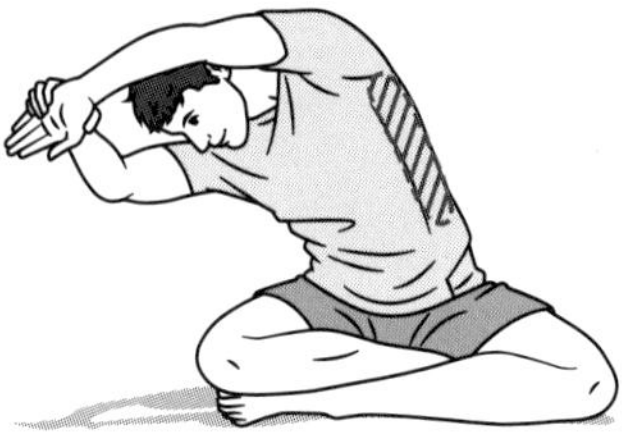

3. 20〜30秒キープ。お尻が浮かないように注意。反対側も同様に行う。

【腰痛対策ストレッチ】

⑧腰回り（腰背部）のストレッチ

1. 仰向けになり、両手で両膝を抱える。
2. 息を吐きながら膝を胸のほうに近づけていく。

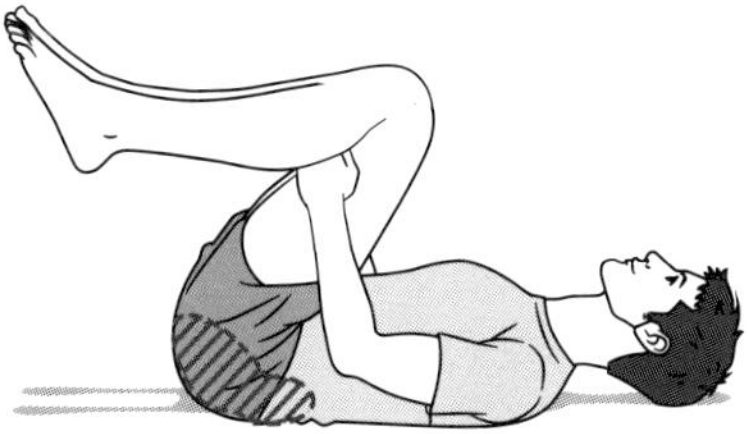

3. お尻が少し浮くようにする。20～30秒キープ。

【腰痛対策ストレッチ】

⑨お尻（中殿筋）と腰回りのストレッチ

1. 仰向けになり、片膝を引き寄せて反対側の手で持ち、脚を横に倒す。
2. 骨盤の横から腰回りの筋肉を伸ばす。

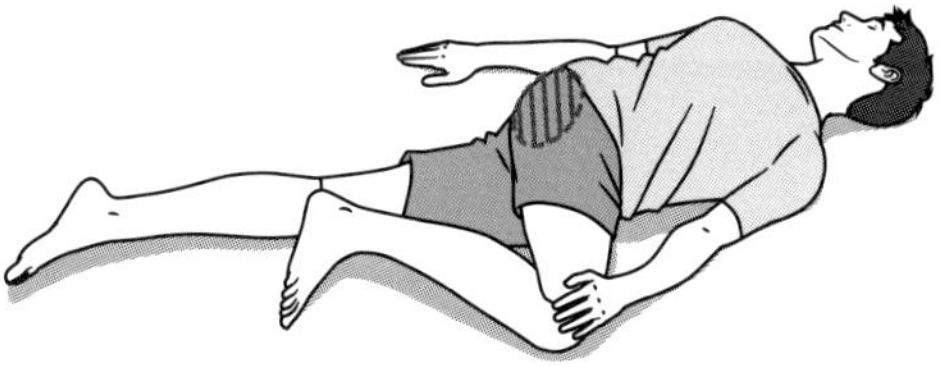

3. 20～30秒キープ。反対側も同様に行う。

すぐに病院に行ったほうがいい腰痛とは？

運動不足が原因の腰痛は、紹介したストレッチやウォーキングなどにより痛みの改善が期待できます。ところが一方で、腰椎の異常によって痛みが引き起こされている場合などでは、運動で悪化することもあるのです。

ですから、運動する前に医療機関を受診して、腰椎部の状態を画像診断によって確認することをお勧めします。

内臓の疾病などにより腰が痛くなっている場合も、もちろん医療機関を受診しなければなりません。腰の痛みに加え、高熱があるなど、ほかの症状があるときは、すぐに病院に行きましょう。

またそれ以外でも、体幹部の筋力が低下すると、上半身の重さを支えられなくなり、腰椎に負担をかけて痛みが引き起こされることもあります。その場合は、コルセットのようにお腹の回りを覆っている腹斜筋群や、その奥にある腹横筋《ふくおう》、体幹の深層部にある大腰筋を鍛えるトレーニングが必要になります。

腹斜筋群や腹横筋、そして大腰筋は、下半身の大きな筋肉を鍛えるトレーニングで、間接的に鍛えることができます。ぜひ、98ページのエクササイズを試してみてください。

また、ストレスが原因の腰痛で悩んでいる方には、ストレスを解消するためにも運動が役に立ちます。詳しくは112ページも参考にしてください。

変形性膝関節症

膝を〝若返らせる〟トレーニングで痛みを減らそう

【どんな症状なのか？】

負担の蓄積により膝関節に痛みが生じる

【どんな運動をする？】

膝の回りの筋肉を鍛えて負担を減らす

年を取るに従って「膝が痛い」と訴える人が増えてきます。

膝は、立つ、歩く、走るなどの動作で体の重みを支え、地面からの衝撃を受け止めています。日頃からかなりの負担を受けている関節なのです。

その負担が徐々に膝にダメージを与え、積み重なって痛みとなって現れるのが**変形性膝関節症**だと言えるでしょう。

変形性膝関節症の人は、全国で２５００万人以上いると推測されています。日本整形外科学会によれば、男女比は１対４で女性が多く、年齢が高くなるほど罹患率が高くなるそうです。主な原因は膝関節の老化ですが、過去の骨折、靭帯《じんたい》や半月板の損傷、化膿性関節炎などの後遺症として発症することもあります。

膝が痛くなると、いくらウォーキングやジョギングが体によくても、取り組む気力がなくなってしまいます。しかし、運動によって膝の痛みを軽くすることも可能なのです。

関節の軟骨がすり減って痛みが発生

太ももの骨である大腿骨《だいたい》と、脛《すね》の骨（脛骨《けいこつ》）をつないでいるのが膝関節です。骨と骨の間には、クッションの役割を果たす軟骨組織があり、それらが関節包に包まれていて、その内部は滑液《かつえき》で満たされています。

膝関節は、実は不安定な構造をしています。長年、負担をかけ続けることで、軟骨組織や、2つの骨の骨頭部がすり減って関節包の中に溜まり、内側の滑膜に炎症が起きます。これが、変形性膝関節症の痛みの正体です。

軟骨組織が減ってしまうと、骨同士が直接触れ合って関節に炎症が起こります。ひどくなると滑液が増え過ぎて、いわゆる「膝に水が溜まった」状態になってしまうのです。

初期の段階では、立ち上がったり、歩き始めたりする動作の開始時に痛みを感じて、少し休むと痛みが治まります。しかし、進行していくと正座や階段の昇降が困難になってきて、さらには安静時にも痛みを感じるようになってしまいます。画像診断でも関節の変形が見られるようになり、そのうちに膝を真っ直ぐに伸ばす歩行が困難になってしまうのです。

一度すり減った膝関節軟骨を、もとの形に修復することは不可能です。むしろ、加齢に伴って少しずつ悪化していくと言っていいでしょう。

症状の進み具合にもよりますが、変形性膝関節症の治療は、主に痛みを緩和し、関節の動きを改善していくことにあります。変形が大きくなってしまった場合には、手術や人工関節への置換などが必要になってきます。

筋トレとストレッチで痛みを軽減させる

初期の段階であれば、運動療法はかなりの効果が期待できます。

膝の回りの筋肉を鍛えて、関節への負担を軽減したり、筋肉を柔らかくして動きを滑らかにしたりすることで、痛みが軽減することが期待できるのです。

膝の痛みから毎日の活動量が低下し、それにより筋力が衰えたり体重が増加したりすることで、関節への負担がさらに増す、という悪循環を断ち切るためにも、膝関節の負担を減らした筋トレとストレッチに取り組みましょう。

運動すると血流がよくなり、関節内の新陳代謝が改善され、周辺の組織へ栄養が行き渡るようになります。老廃物の排出もよくなるため、痛みを発生させている物質を減らすことも期待できます。

特に、膝から下の部位を動かす太もも前面にある大きな筋肉である「**大腿四頭筋**《しとう》」を強化すると効果的です。

なお、肥満の人は同時に減量を行うと、膝への負担が減る効果が期待できます。

【膝痛対策トレーニング】
①膝下クッションつぶし

1.

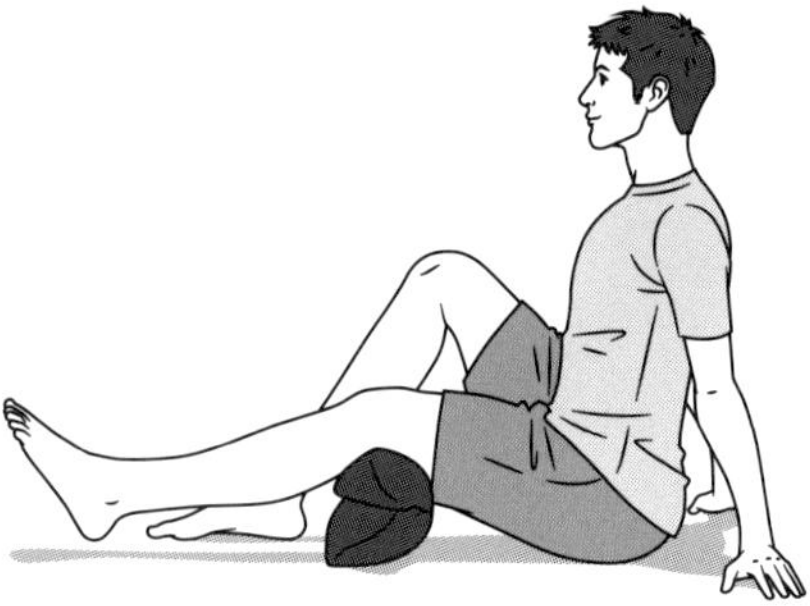

片方の脚の膝の下にクッションなどを入れて脚を伸ばして座り、反対側の膝を立てる。

2.

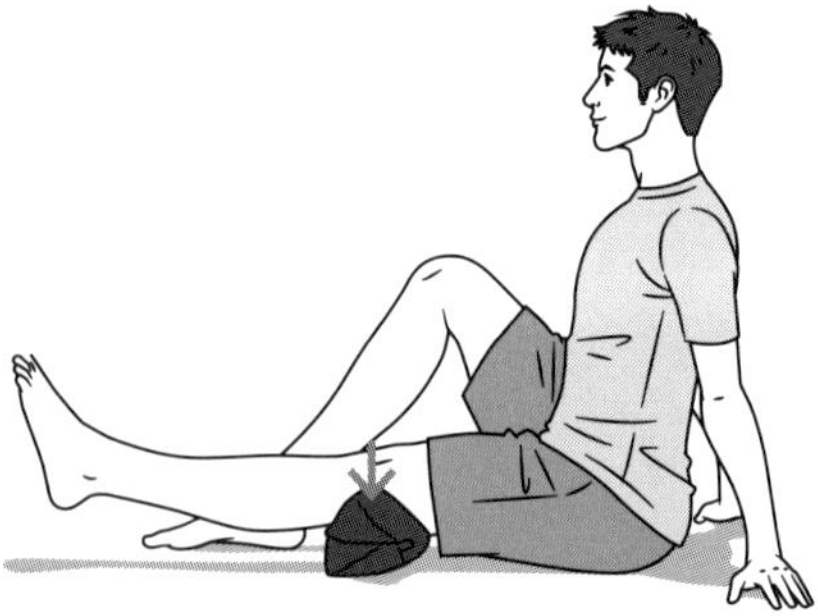

両手を後ろについて、2秒かけてクッションを潰すように膝を押し下げ、また2秒かけてゆっくり1に戻る。片側20回を1セットにして、左右各2セットが目標。

【膝痛対策トレーニング】
②レッグエクステンション

1.

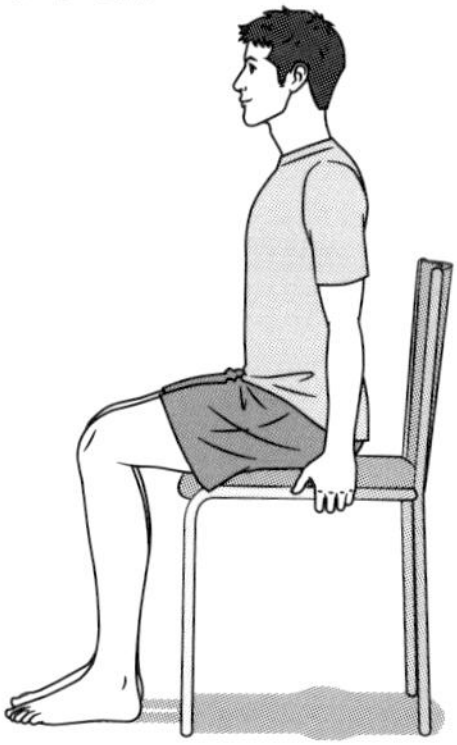

椅子に浅く座って、両手は座面を握って体を支える。

2.

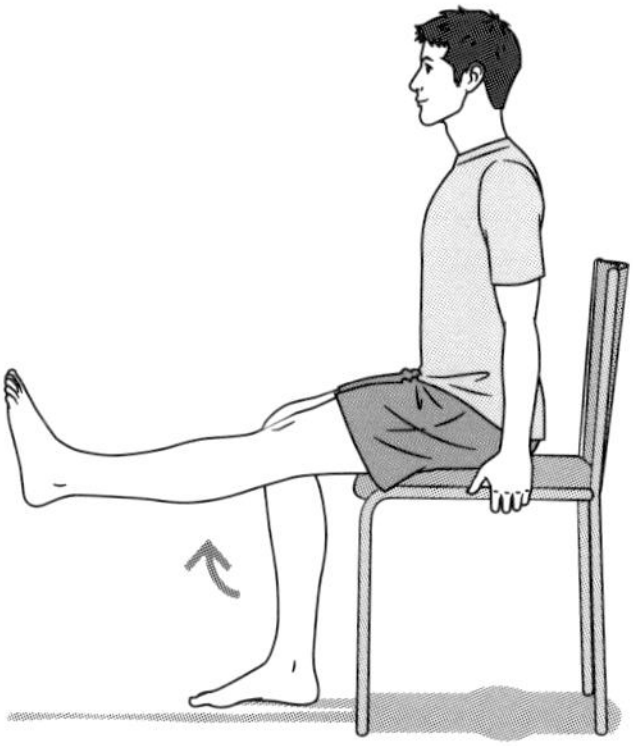

片側の脚を4秒かけて膝が真っ直ぐになるまで持ち上げる。4秒かけてもとに戻していく。
片側20回を1セットにして、左右各2セットが目標。

膝痛予防なら下半身の筋トレも効果的

痛みが強い場合、トレーニングによってかえって悪化してしまうこともあります。変形性膝関節症の疑いがある人、あるいはすでにそう診断されている人は、整形外科で相談し、どの程度の運動をしてもよいか指導を受けることをお勧めします。

痛みが少ない状態の人や、もしくは将来の膝痛を予防したい人は、下半身の筋肉を強化することも有効です。97ページのエクササイズで効果的に下半身の筋肉が鍛えられるでしょう。

ただし、これまで運動と無縁だった人がいきなり大きな負荷のエクササイズを行うと、筋肉や靭帯などを傷める可能性があるので、軽いものから順にやっていったほうがいいでしょう。

第3章

将来の寝たきりを防ぐには？

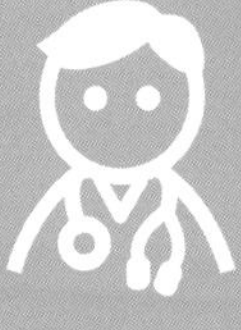

ロコモティブシンドローム

今すぐ始めたい！家でできる寝たきり予防筋トレ

【どんな症状なのか？】

疲れやすくなった。
動くのがしんどくなった。

【どんな運動をする？】

予防のために主に下半身を鍛えるエクササイズ

「最近、何となく疲れやすくなった……」

そんなふうに感じるのを、単純に「年齢のせいで体力が落ちた」と考えてはいないでしょうか？

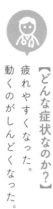

年を取って、体脂肪が増えているのに筋力が落ちてくると、動くのがしんどくなって、疲れを感じやすくなります。

筋肉の量は、20～30代をピークに、年々減り続けていきます。だからといって「年齢のせいだから仕方ない」とか、「これまで運動をしてこなかったのだから、今さら手遅れだ」などと、あきらめる必要はありません。

筋肉というものは、ちゃんとトレーニングをすれば、これまで運動とは無縁だった人でも、60代でも、70代でも、80代でも、必ず増やすことができるのです。

「最近疲れやすくなった」のは老化が原因ではなかった!?

多くの人が、疲れやすくなったのは「老化」が原因だと思い込んでいますが、そうではありません。

実は、日常生活の中で体を動かさなくなっていること、つまり「**生活活動量の減少**」によって運動不足に陥っていることが大きな要因なのです。

今の世の中は、交通機関が発達し、駅構内やビルではエスカレーターやエレベーターで上り下りするのが当たり前になっています。

さらに、この10年間で、買い物でさえネットで頼めるようになり、商品がすぐに届くようになりました。こうして、日常的に歩く量も少なくなっているのです。

実際にそれを証明するデータもあります。厚生労働省による「21世紀における第2次国民健康づくり運動」(健康日本21)によると、1997年と2009年のデータを比較すると、15歳以上の1日の平均歩数は、男女ともに約1000歩減少しているそうです。これは単純に計算すると、1日約10分の身体活動に相当します。

このように10年のスパンで見ても、生活活動量の低下は確実に進んでいます。これからくる10年では、さらに生活が便利になることが予想され、活動量がさらに減っていくかもしれません。

ですから、何も対策をしないでいると、筋力がもっと低下することが考えられます。そうなると、将来的に待っているのは、「**ロコモティブシンドローム**」(運動器症候群)なのです。

椅子から片脚立ちして、グラついたら予備群!?

ロコモティブシンドロームとは、通称ロコモといわれ、関節や骨、筋肉などの「運動器」が衰えることで、自分ひとりで日常生活を送ることが難しくなる状態を指します。

筋力が落ちると、関節が支えられなくなり、動作も遅くなります。それが原因で転倒してしまい、骨折などによる入院が長引けば、ベッドの上で過ごす時間が長くなり、さらに筋力が衰えるという悪循環に陥ってしまうのです。

こうなると、確実に寝たきりへの道を突き進んでいくことになります。

ロコモの人は予備群まで含めると全国で4700万人はいるという推計もあります。これは、東京大学22世紀医療センター特任准教授の吉村典子さんによる、和歌山県における2000人のレントゲン撮影、および骨密度検査から導き出された数字です。

[J Bone Miner Metab. 2009; 27(5):620-8.]

ロコモは身近な問題と言われても、自分は大丈夫だと思う人も多いでしょう。それでは、次のチェックリストを見てください。この中のどれか一つでも該当するのであれば、ロコモ予備群が疑われます。

ロコモのチェックリスト

- □ ここ5年以上、運動らしい運動をしていない
- □ 階段よりもエスカレーターやエレベーターを優先して使っている
- □ 40歳を過ぎてから転倒して脚や手を骨折したことがある
- □ 脚のむくみが気になる
- □ ジーンズをはいたときに脚が細くなったと感じる
- □ ほぼ毎日、車で通勤している

□最近、脚がつりやすくなった
□階段を下りるときに膝に痛みや違和感がある

また、次のようなテストでも、ロコモ危険度が分かります。**椅子からグラつかずに片脚立ちできるかどうか**のテストです。

このロコモ危険度チェックのテストでは、片脚立ちする椅子の高さが低いほど、足腰に問題ないということになります。

40～60代の男性であれば、高さ40㎝程度の椅子に浅く腰掛け、腕を胸の前で組み、反動を使わずに片脚で立ち上がってみます。完全に立ち上がったら3秒間、グラつかないようにキープしてください。

もし立ち上がれなかったり、立ち上がってもすぐにグラついてしまったり、伸ばしたほうの足をついてしまったりする人は、ロコモ予備群の可能性があります。

ロコモ危険度チェック

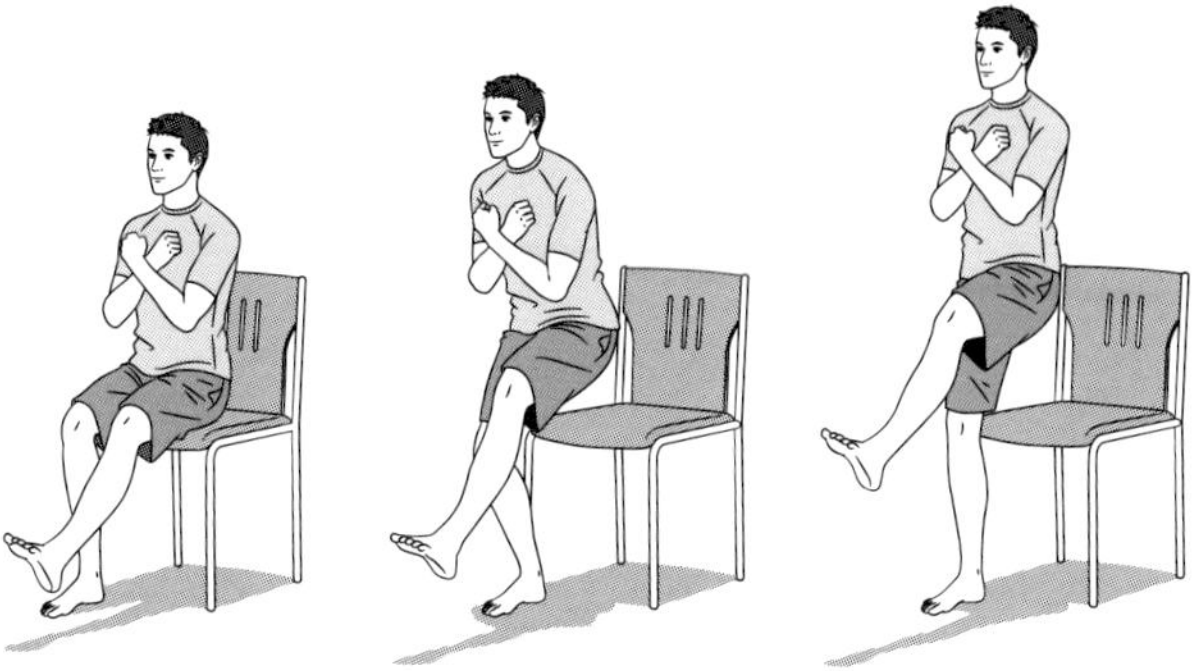

腕を胸の前で組み、反動を使わずに片脚で立ち上がる。完全に立ち上がったら3秒間、グラつかないようにキープ。椅子の高さは低いほどよい。

片脚で立ち上がれる椅子の高さ

年齢層	男性	女性
20～29歳	20cm	30cm
30～39歳	30cm	40cm
40～49歳	40cm	40cm
50～59歳	40cm	40cm
60～69歳	40cm	40cm
70歳～（両脚）	10cm	10cm

日本整形外科学会による「ロコモ度テスト」とその基準値から一部抜粋。70歳以上は両脚で行う。

自宅でもできるロコモ予防エクササイズ

ロコモ予備群の疑いがある人は、下半身の筋肉を鍛えるトレーニングをする必要があります。お尻から下肢全体にかけての筋肉は、まさに歩くため、動くための筋肉です。

もし体を建物に例えるなら、足腰は基礎（土台）の部分に当たります。そして背骨は土台に打ち込まれた柱です。建物全体が安定するには、土台が頑丈でなければなりません。ですから、人間の体も、下半身の筋肉が強ければ、土台が安定し、転倒を防げる大きな要因の一つになるのです。

加えて、下半身には大きくて太い筋肉が集中しています。その量は、体全体の筋肉量の50％以上とも60％以上とも言われています。そのため、トレーニングによって下半身を積極的に動かせば、代謝と血行がよくなり、体脂肪が燃焼しやすくなり、生活習慣病の予防も期待できるのです。

それでは、どのようにして下半身を鍛えればいいのでしょうか。

ジムに通ったほうがやりやすいのであれば、それでも構いません。その際、ジムにいるトレーナーに、はっきりと「**ロコモ予防がしたい**」と伝えてください。知識と経験のあるトレーナーであれば、ダイエットやシェイプアップとは違ったメニューで、効果的なプログラムを作成してくれます。

ジムではなく一人でやりたいという人は、家でもできる自分の体重を使ったトレーニング、いわゆる「**自重トレーニング**」でも十分に筋肉を鍛えることができます。

もし、足腰が衰えていたり、膝などに痛みを抱えているならば、なるべく負荷が低いトレーニングから始め、徐々に強度を上げていくとよいでしょう。

次ページから、ロコモ予防に役立つ下半身強化のエクササイズを、強度の低い順に4つ紹介します。

【ロコモ対策エクササイズ】
①テーブルに手をついてスクワット

動画で解説

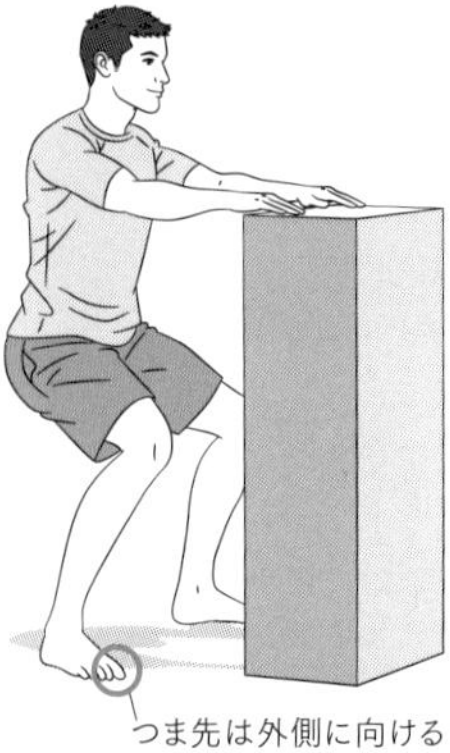

1.

作業台やテーブルなどに手を置いて、両足を大股1歩分左右に広げる。胸を開いて背中を伸ばし、椅子に腰掛けるように腰を落としていく。

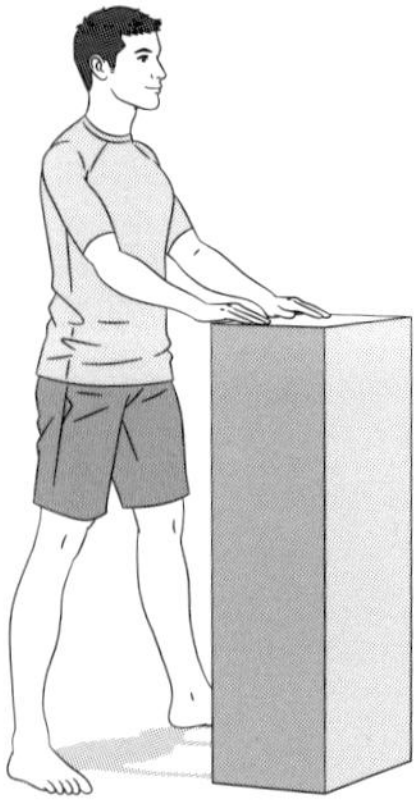

2.

背中を伸ばしたまま、1、2、3、4と数えながら4秒かけて膝を伸ばしていく。立ち上がったら、同じ時間をかけて1の姿勢に戻していく。20回×2セットが目標。

【ロコモ対策エクササイズ】
②椅子に手をついてワンレッグスクワット

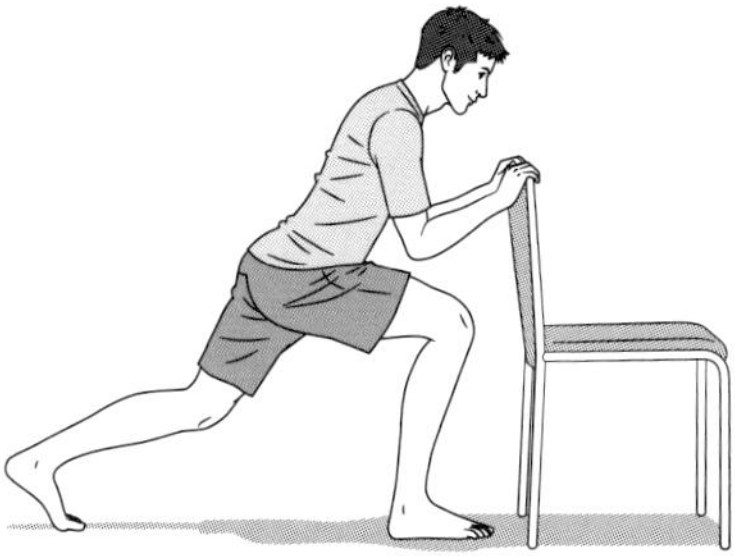

1.

椅子の後ろに立ち、両手を椅子の背に乗せる。片足を後ろに大股1歩分下げ、前傾姿勢になる。

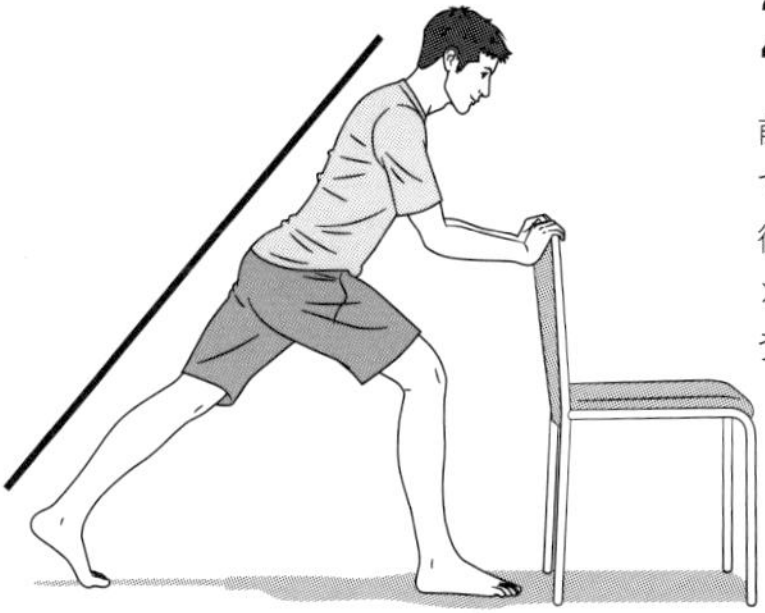

2.

前足に体重を乗せたまま、4秒かけて膝を伸ばして腰を上げていく。その後、4秒かけて1の姿勢に戻す。20回×2セットが目標。反対側も同様に行う。

【ロコモ対策エクササイズ】
③フロントランジ

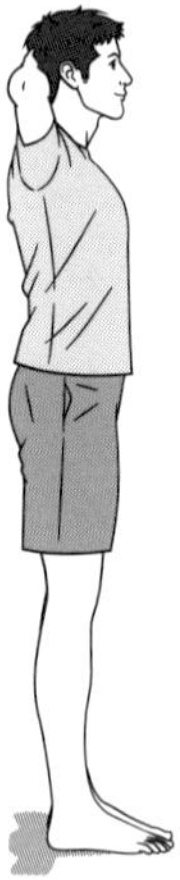

1.

両手を頭の後ろで組み、つま先をまっすぐ前に向けて立つ。

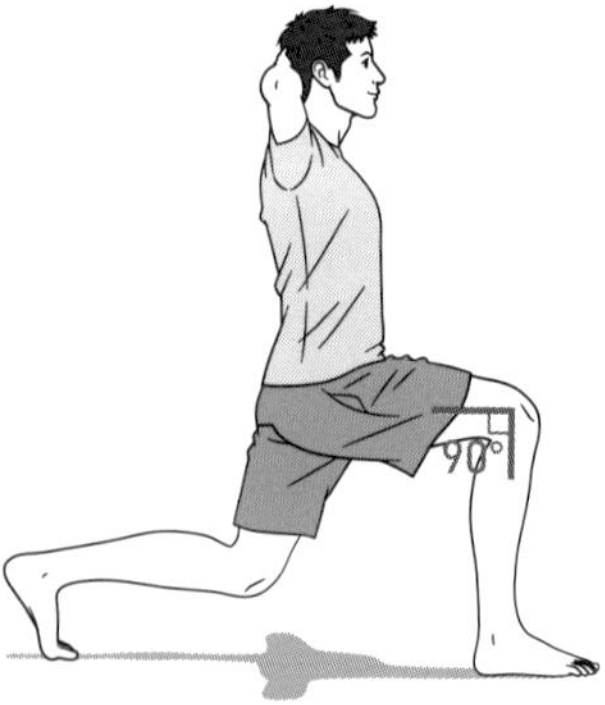

2.

片足を大きく前に踏み出す。出した足の膝が90度になるまで体を沈み込ませ、もとの姿勢に戻る。20回×2セットが目標。反対側も同様に行う。

【ロコモ対策エクササイズ】
④ワンレッグスクワット

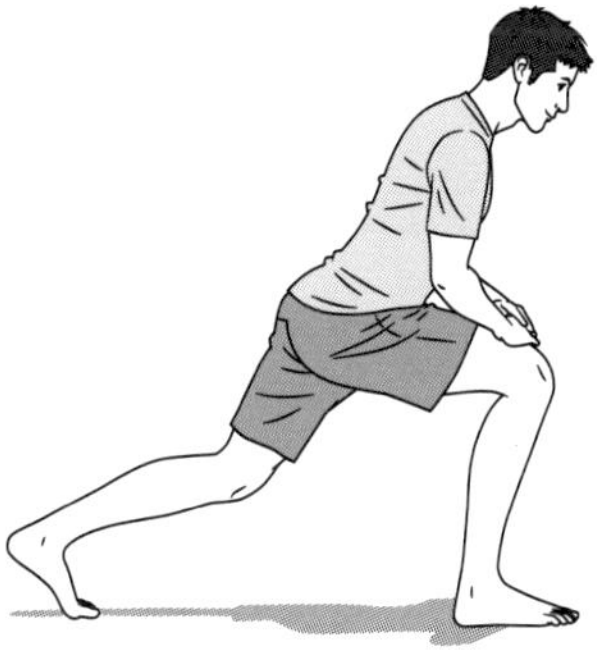

1.

立った状態から、片足を後ろに大股1歩分下げる。両手を前脚のももの上に置いて前傾姿勢になる。

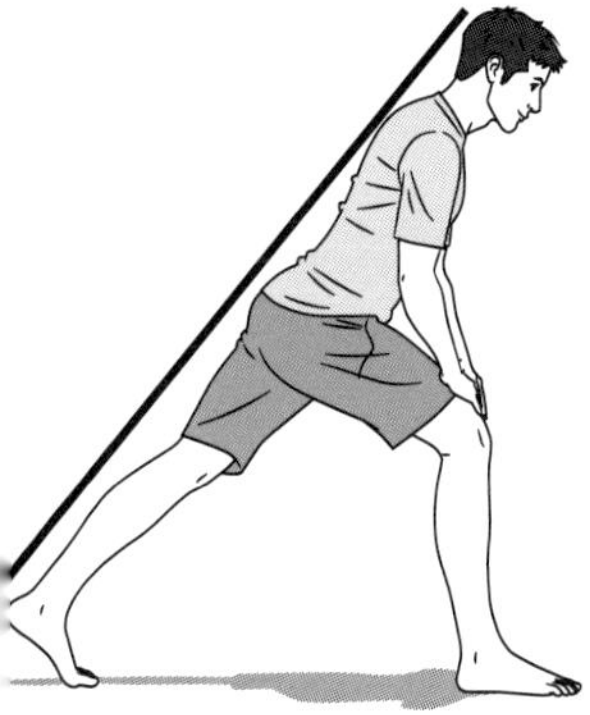

2.

前足に体重を乗せたまま、4秒かけて膝を伸ばして腰を上げていく。その後、4秒かけて1の姿勢に戻す。20回×2セットが目標。反対側も同様に行う。

少しずつ負荷を上げてステップアップ！

ここで紹介したエクササイズは、どれも下半身の筋肉にしっかり体重が乗っているのを実感しながら行うことが大切です。

最初の「**テーブルに手をついてスクワット**」から始めて、目標回数がクリアできるようになったら、次のエクササイズへとステップアップしていってもいいでしょう。

強度を上げずに同じエクササイズを繰り返していると、体がその刺激に慣れてしまい、効果が薄れてしまうので注意が必要です。

さて、こうした下半身を強化するエクササイズ以外には、どんな運動がロコモ予防になるのでしょうか？

これまで運動した経験がほとんどない人であれば、運動習慣を身につける第一歩として、ウォーキングやストレッチを始めるのもいいでしょう。そうやって体を動かすことで、最初のうちは、眠っている筋肉を起こすための刺激になります。

ところが、ウォーキングやストレッチをただ続けていても、筋肉を増やすまでには至りません。

筋肉を増やすためには、ウォーキングだけでなく、ゆっくりしたペースで走るジョギングや、できればもう少し速く走るランニングまでやってほしいところです。

また、ウォーキングだけで負荷を上げる方法もあります。これは173ページにて解説しましょう。

さらに、「ロコモ予防の運動はいつから始めればいいですか」という質問をよく受けることがありますが、私は常に「**今が始めるチャンスです**」と答えるようにしています。

というのも、足腰の衰えを感じ始める60代や70代はもちろんのこと、30代や40代でも、この先、さらに生活環境が便利になって、体を動かす機会がもっと減っていくかもしれないからです。

思い立ったが吉日。ぜひ、始めてください。

コラム

ロコモ予防は日本社会の課題

厚生労働省の統計によると、2016年3月の時点で、要介護・要支援の認定を受けている人の数は全国で約620万人。2001年3月の約256万人から、およそ2・5倍にまで増えています。

しかも、要介護・要支援になった人の3分の1は、転倒による骨折やリウマチなどの関節疾患がきっかけだったそうです。つまり、運動器障害、ロコモが原因で寝たきりになる人がそれだけ多いというわけです。

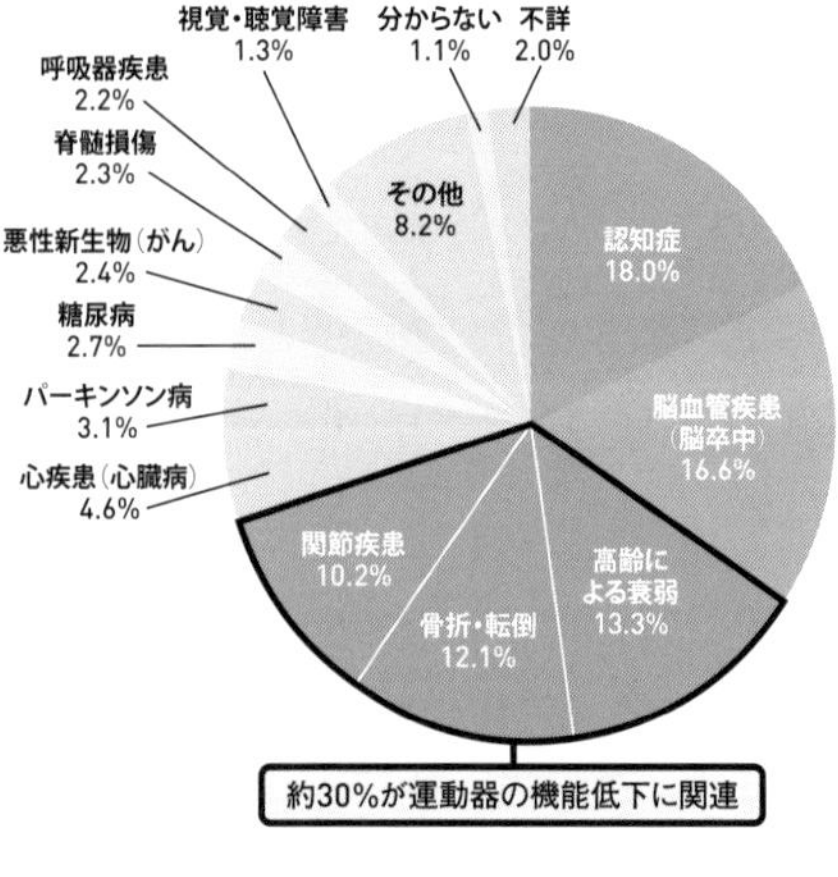

日本人は男女ともに平均寿命が延びています。厚生労働省が発表したデータによると、2015年の平均寿命は男性が80・75歳、女性は86・55歳と過去最高を記録しています。しかし、日常生活に制限がない期間、つまり「健康寿命」は男性が71・19歳、女性は74・21歳となっています。

この先、さらなる医学の進化によって平均寿命は延びると言われていますが、誰かに頼って生きなければならない期間が依然として10年前後も続くかもしれないのです。

ロコモ予防は、超高齢化社会が進む日本全体の課題なのです。

骨粗鬆症

運動で骨密度の低下を予防しよう

【どんな症状なのか?】
骨がもろくなり骨折しやすくなる

【どんな運動をする?】
予防として骨に刺激を与えるウォーキングなど

筋肉量と同様、年を取ると減っていくのが「骨量」です。

特に女性の場合は閉経を迎えた後、女性ホルモンのエストロゲンが減少するため、60歳を過ぎた辺りから骨量が著しく減っていきます。エストロゲンは、骨の形成を促し、骨吸収（古い骨が壊されること）を抑える働きがあるからです。

骨量が減って骨密度が低下すると「**骨《こつ》粗鬆《そしょう》症**」になり、ちょっと転んだだけで骨が折れたり、背中が丸くなったりします。

骨粗鬆症は、寝たきりの原因になることから、何よりもまず食事や運動に気をつけて予防することが大切です。

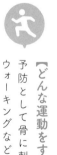

骨も筋肉と同じように、運動などである程度の刺激が加わることで骨密度があがり、強くなっていきます。

余談ですが、無重力状態にいる宇宙飛行士は、骨に体重分の負担がかからないため、骨密度が低下してしまうそうです。骨の代謝が低下して、カルシウムとたんぱく質の合成が行われなくなってしまうからです。

すでに骨粗鬆症になってしまったら？

骨に刺激を与えるような運動と言えば、ウォーキングや、軽いジャンプがお勧めです。また、骨を支える筋肉を鍛える運動も効果的です。下半身の大きな筋肉群を筋トレで鍛えれば、転倒防止にもなるのでぜひ取り組んでみてください。

一方で、すでに骨粗鬆症になってしまった場合には、転倒とそれに伴う骨折を予防する対策も重要になってきます。

骨粗鬆症かどうかは、骨折の有無や骨密度検査の結果から判定されます。骨折リスクが高い場合には内服治療が必要となり、その上で、食事や運動を補助的に活用していくかたちになります。

加齢に伴う骨量の変化

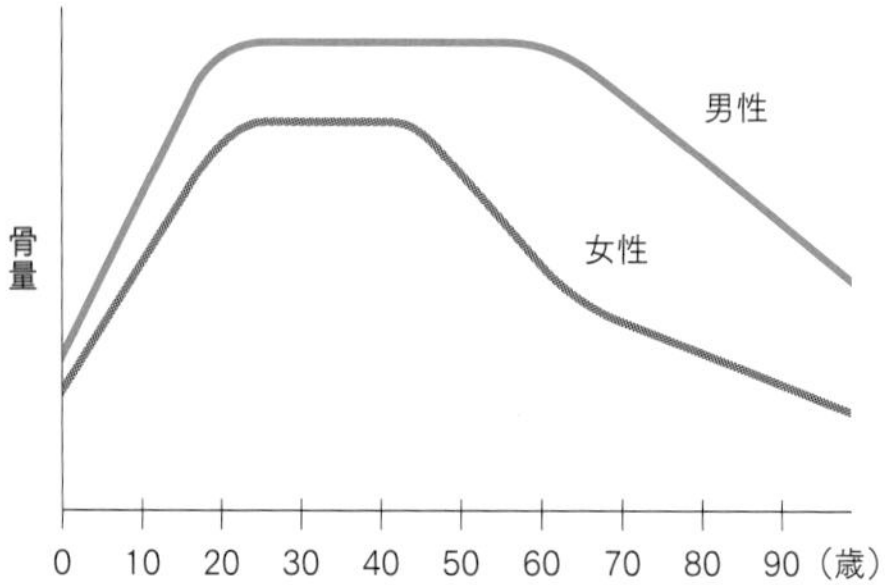

（日本整形外科学会ロコモパンフレット2015年版より作成）

運動については、ウォーキングや太極拳などのゆったりとした動きのものに加え、患者の程度に合わせた筋トレやバランストレーニングなどが必要になります。医師の判断のもと、これらの運動を組み合わせて実施していくといいでしょう。

それにより運動能力を向上させることで、転倒の予防と骨密度の上昇が期待できるのです。

第4章

寝ても取れない疲れを取るには？

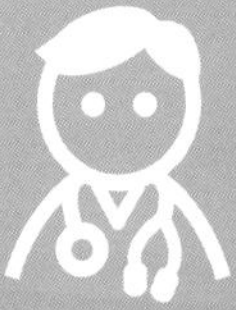

慢性疲労

疲れが抜けないときこそ運動でリラックス!

【どんな症状なのか?】
寝ても疲れが抜けない。疲れているはずなのに眠れない

【どんな運動をする?】
楽しいと思う運動で気分転換をする。また寝る前に緊張を取るエクササイズをやる

昨今は働き方改革が叫ばれ、就業時間が短くなる傾向があります。

それでも、「疲れが抜けない」「慢性的に疲労感がある」という症状を訴える人はたくさんいます。ストレスのせいか、「緊張感が取れない」という声もよく聞きます。

疲れが抜けないので運動をしてスッキリしたいという理由から、ジムを訪れる人もいます。ただ、肉体的な疲労であっても精神的な疲労であっても、疲れから回復するには「**睡眠**」を取ることが何より大切です。

いくらストレッチをしたり、マッサージを受けたりしても、十分な睡眠を取らなければ

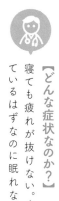

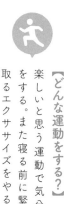

疲れは取れません。

寝ても取れない疲れの正体は「いびき」だった

朝スッキリ起きられない、疲労感が抜けないという人の中には、**睡眠時無呼吸症候群**が原因となっている場合もあります。

睡眠時無呼吸症候群とは、気道閉塞などの理由によって、睡眠中に呼吸が頻繁に止まってしまうものです。検査により、無呼吸と低呼吸の合計が1時間に5回以上あると、そのように診断されます。

いびきがひどい人、肥満の人は、睡眠時無呼吸症候群になりやすいので、もし、その可能性が考えられるのであれば、睡眠外来などで診断を受けたほうがいいでしょう。

いびきをかくということは、寝ているときに気道が狭くなっている状態で呼吸をしているということです。これがひどくなると、呼吸が止まってしまうことがあるのです。そのため、呼吸を調整する自律神経が疲弊し、昼間に強い眠気を感じたり、集中力が低下したりします。

睡眠時無呼吸症候群は、**CPAP**《シーパップ》（Continuous Positive Airway Pressure＝経鼻的持続陽

圧呼吸療法）という治療をすれば、よく眠れるようになります。これは、睡眠中に鼻に機器を取りつけ、いびきや低呼吸に合わせて、場合によっては気圧を変えた空気を送り込むもので、これにより呼吸が楽になり、熟睡できるようになるのです。

また、睡眠時無呼吸症候群は、高い確率で高血圧を合併するので、これを治療することで、血圧の改善、心血管疾患の予防にもつながります。

運動すると眠れるのは、気分転換になるから

疲労を放置していると、その蓄積がやがて体を蝕《むしば》み、さまざまな病気を引き起こしていきます。医師の判断によっては、睡眠導入剤を処方してもらってでも、十分な睡眠を確保しなければなりません。

ただ、心配事やストレスなどで眠れないのであれば、ストレスマネジメントが必要になります。ストレスマネジメントという言葉を使うと難しそうですが、何か普段とは違うことに没頭すればいいのです。

そのために運動は効果的です。

例えば、仕事帰りにテニススクールに通うと、ラケットの握り方、スイングの仕方など

に頭を使います。つまり、その間は仕事とは全く違うことを考えて体を動かすので、気分転換ができるのです。

スポーツクラブに行って、ウエイトトレーニングで汗を流す、プールで黙々と泳ぐというのでもいいでしょう。

運動では、普段いる環境とは違う空間に身を置くことになります。ランニングであれば、耳元で聞こえる風を切る音であったり、肌で感じる空気の違いだったり、スピード感や汗をかく感覚などが気分転換になります。その結果、睡眠が取れるようになって疲労感が残りにくくなるでしょう。

実は、運動することで肉体疲労が高まって、眠りやすくなるのではなく、**気分転換によってストレスが軽減されるから、睡眠の質が高まる**のです。

仕事や悩みごとなど、ストレスの原因になっていることを一時的にでも取り除いてやると、脳はそれが休息だと感じて、精神的にも肉体的にもリラックスできます。

グッスリ眠るために自律神経を整える

自律神経の働きが悪くなって眠れないという人もいます。

通常は、朝起きてから**交感神経**が活発になり、昼間活動し、家に帰ってから徐々に**副交感神経**が優位になっていけば、うまく眠ることができます。

ところが肥満や運動不足、喫煙などの度が過ぎると、自律神経の働きが狂い始め、眠りの質が悪くなってしまうのです。

肥満や運動不足、喫煙は自分でコントロールできるものです。よく眠れないという人は、どれか一つでも改善して、自分の睡眠がどう変わるかを観察してみてください。

自律神経を整えるためにも、運動は効果的です。ただ、夜に運動をすると交感神経が活発になって眠れなくなる人もいますので注意してください。

実は私もそうです。以前は仕事をすべて終わらせて、夜にランニングするのが気持ちよくて好きだったのですが、ある日突然、夜に走ると眠れなくなってしまいました。年齢のせいかもしれませんが……。

それからは仕事の前に走るようになりました。

運動はある種のストレスを体に与えます。それが刺激になって、血流が増えて代謝が活発になり、体によい影響があります。

しかし、ストレスに対抗するために交感神経が活発に働くので、うまくクールダウンをしなければ、交感神経が優位な状態、つまり興奮状態が長引いて、夜であっても眠れなくなってしまうのです。

漸進的筋弛緩法でリラックス！

疲れているのに緊張感があって眠れないのであれば、交感神経が優位な状態が続いていることが考えられます。そんな場合に試してもらいたいのが、**漸進的筋弛緩法**です。

漸進的筋弛緩法は、100年ほど前にアメリカの医師、エドモンド・ジェイコブソンによって開発されたメソッド。頭からつま先まで、全身の筋肉を徐々に緩めていく、リラクゼーション法です。これは次のような場合に効果があります。

漸進的筋弛緩法に効果がある場合

・入眠しても途中覚醒《かくせい》してしまう
・緊張や恐怖、怒りから心拍数が増大する
・緊張や恐怖、怒りから片頭痛や肩こり、腰痛、腹痛などが起こる
・呼吸が苦しく感じる
・免疫力の低下を感じる

漸進的筋弛緩法では、あえて一度、筋肉に力を入れて緊張させ、その後弛緩させます。精神的な緊張が続いていると、筋肉も緊張して全身に力が入り、肩がこったりして、血行が悪くなります。そこへさらに一度、力を入れてから、筋肉を弛緩させることで、心の緊張度を緩めてリラックスモードに誘うのです。

私がフィジカルトレーニングを担当している多くのアスリートの中には、「プレッシャーで眠れなかったら……」といった心配を抱える選手がいます。そんなアスリートたちに実際に漸進的筋弛緩法をやってもらうと、きちんと成果が出ています。

アスリートが行う漸進的筋弛緩法は、とても細かく時間もかかるものなので、ここでは簡易版として、「**肩の筋弛緩法**」と「**全身の筋弛緩法**」を紹介します（次ページ）。

簡易版でも十分に効果が実感できるので、試してみてください。疲労をためないためにも、1日1回程度実行すると、その効果が実感できるでしょう。寝る前に布団やベッドの上で行えば、入眠しやすくなり、疲労解消にも役立つはずです。

また、デスクワークなどで同じ姿勢を続けていると、肩周辺の筋肉が緊張しやすくなってしまいます。肩の筋弛緩法は、椅子に座った状態でもできるので、試してみてください。

【肩の筋弛緩法】

1.

肩に6割程度の力を
入れて15秒キープ

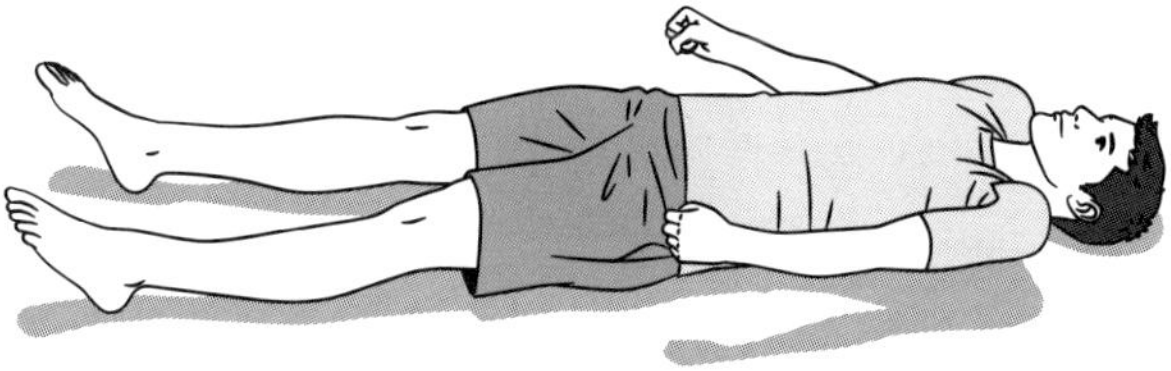

仰向けになり両脚を伸ばして、腕は体側につける。握りこぶしを作って、息を吸いながら全力の6割程度の力で肩をすくめるようにして力を入れ、15秒間キープ。

2.

脱力して
30秒キープ

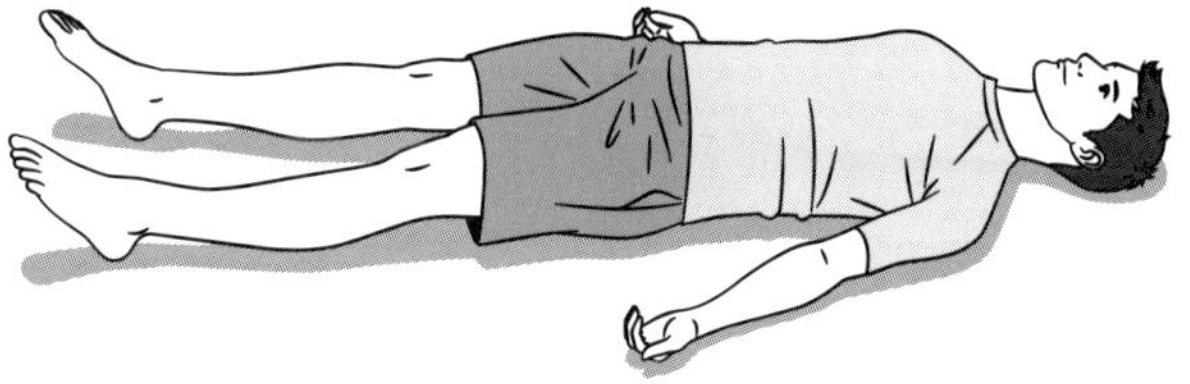

息を吐きながら一気に力を抜いてリラックスする。その状態を30秒間保つ。
これを2～3セットくり返す。

【全身の筋弛緩法】

1.

両腕と両脚に6割程度の
力を入れて15秒キープ

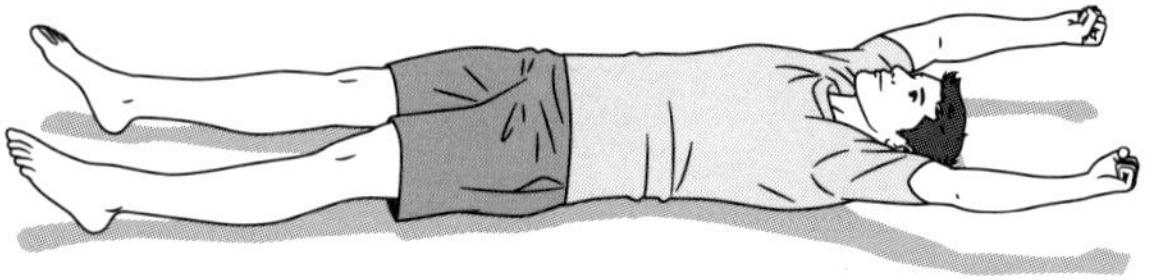

両脚を伸ばして仰向けになり、腕は拳を作って肩幅で上に伸ばす。息を吸いながら両腕と両脚に全力の6割程度の力を入れて15秒キープ。

2.

脱力して
30秒キープ

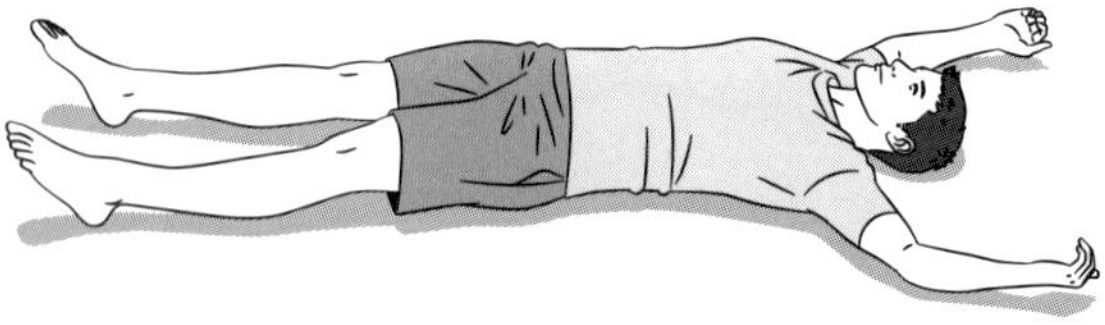

息を吐きながら一気に脱力してリラックスし、その状態を30秒間保つ。
これを2〜3セットくり返す。

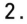

抑うつ状態

気分が落ち込み、ストレスに負けそうなときも運動！

【どんな運動をする？】
楽しいと思えるもの、達成感の得られることをする

【どんな症状なのか？】
気分が落ち込み、心身が不活発になり、「うつ病」の一歩手前になる

休息が十分に取れない、ストレスだらけの生活を送っていると、精神的にも肉体的にも疲労が蓄積して、「**抑うつ状態**」に陥ってしまいます。そのような人は、決して少なくありません。

厚生労働省により2002年に岡山と長崎、鹿児島の3都市で20歳以上の住民を対象として行われた調査によると、「うつ病」の12カ月有病率（過去12カ月間に経験した人の割合）は2・2％、「いずれかの気分障害」が3・3％でした。また、同じ調査での生涯有病率は、「うつ病」が7・5％、「いずれかの気分障害」が9・0％と報告されています。

このうち「いずれかの気分障害」とは、病気まではいかないものの、気分が落ち込み、

身体的、精神的に活発に活動できなくなっている状態で、いわゆる「抑うつ」です。この調査から30年近くがたち、現在ではもっと多くの人が抑うつで苦しんでいるかもしれません。[『こころの健康に関する疫学調査の実施方法に関する研究』平成15年総括・分担研究報告書]

運動は投薬と同じくらい効果あり

抑うつ状態に陥ると、どうしても日常の活動量が低くなってしまいます。すると、肥満や体調不良になり、QOL（生活の質）が低くなるので、結果として、さらに抑うつがひどくなるという〝負のスパイラル〟に陥ってしまうのです。

私はフィジカルトレーナーである一方で、日本健康心理学会認定の健康心理士でもあります。

健康心理学会に入ってから、いろいろな講習で学んだところによると、**うつ病にかかった人が投薬を受けるのと、運動やスポーツをすることは、同じくらいの効果がある**ということです。そして、そこまで症状が重くない抑うつ状態に対しても、体を動かすことで十分に改善することが期待できます。

うつ病を運動療法で改善できる可能性があることは、1999年にアメリカのデューク大学医学部のブルメンタール教授らが実施した大規模研究でも報告されています。［Arch Intern Med. 1999;159(19):2349-56.］

この研究は、一定条件を満たすうつ病罹患者156名を、（1）抗うつ剤を投与する、（2）運動をする、（3）抗うつ剤と運動を併用するという3つのグループに分けて行われました。（2）と（3）のグループは、強度が最大心拍数の70〜85%になるジョギングかウォーキングを週3回、4カ月にわたって実施しました。

すると（1）は68・8%、（2）は60・4%、（3）は65・5%の人でうつ状態が解消され、ブルメンタール教授らは、「運動は抗うつ剤と同じくらい効果がある」という結論を出したのです。

また、その6カ月後の追跡調査によると、（1）の抗うつ剤だけ使ったグループの再発率は38%、（2）の運動だけ実施したグループの再発率はわずか8%、しかし、（3）の運動と投薬を併用した人たちは、何と45%に達しました。［Psychosom Med. 2000;62(5):633-8.］

運動と投薬を併用した人たちの再発率が高かったことについてブルメンタール教授は、「参加者は運動がうつ病にもたらす効果を調べる実験だったにもかかわらず、抗うつ剤を投与されたことで、**エクササイズで得られるはずの『運動でうつ病に打ち勝った』という自信が得られなかったのではないか**」と推測しています。

血行がよくなり、自律神経の働きも整えられる

抑うつ状態やうつ病の改善に対して運動の効果が期待できることは証明されています。ただ、どのような運動やスポーツが最も効果があるのかということについては、結論は出ていません。

ただ一つ言えるのは、運動をすると血行がよくなり、同時に、脳内の神経伝達物質である**セロトニン**や**エンドルフィン**などが多く分泌されるようになります。セロトニンの量が増えると、心が落ち着いてきて気分がよくなり、不安感や抑うつ感などが改善されます。また、エンドルフィンは〝脳内麻薬〟とも呼ばれ、鎮静効果や高揚感、多幸感をもたらしてくれるので、やはり症状の改善に一役買ってくれるのかもしれません。

先ほどもお話ししたように、運動は気分転換にもなるので、ストレスなどが原因で気分が落ち込むという人は、会社の帰りにジムで軽く汗を流す程度の運動から始めてみるのもいいでしょう。

スポーツやトレーニングで体を動かすと、**自律神経**の働きも整えられます。交感神経と副交感神経のバランスが取れると、それだけで抑うつ状態が改善されることもあるのです。

「楽しむため」に運動することが肝心

抑うつ状態になっている人は、一人ではなかなか体を動かそうという意欲が湧いてこないこともあるでしょう。そこで、一緒に運動をするためのパートナーを見つけることも大切です。私たちのようなフィジカルトレーナーであってもいいですし、ウォーキングやランニングをするときの仲間や友人、配偶者でもいいでしょう。

ただ、運動する際に、「これは、やらなければいけないもの」と思ってはいけません。義務ではなく、あくまでも「楽しむため」であり、「楽しいと思える」ものを見つけることが大切なのです。

それからもう一つ、ある程度の達成感を得られるということも重要です。歩いたり、座ったりといった日常的な動作の中には、達成感を味わえるものがあまりありません。一方で、**テニスやボルダリング、ウォーキングやジョギング、サイクリング**といったスポーツなら、何かしらの小さな目標を設定できて、楽しみながらできるのです。

特に、一定のリズムを刻むような運動をすると、セロトニンという脳内物質が分泌されます。そして夜間になると、今度はセロトニンを材料とする**メラトニン**が分泌され、眠りが誘導されるので、質の高い睡眠が取れるようになります。

なお、セロトニンは、トリプトファンというアミノ酸から作り出されます。そのため、たんぱく質をきちんととる食事も大切になってきます。

抑うつ状態の前兆は「肩こり」

話は前後しますが、抑うつ状態に陥るには前兆があります。

精神的なストレスが高まると、71ページでも解説しているように、**僧帽筋上部**が緊張してコリが生じます。

いわゆる肩こりは、一般的には筋力低下と血行不良で起こりますが、ストレスが原因になることもあります。すでにお話ししたように、ある水泳選手は、大きな試合の前になると僧帽筋が張ると言っていました。ストレスによって症状が出ていたのです。

原因不明の肩こりなどが出てきたら、それはストレスのサインかもしれません。それを、マッサージなどに頼って対処していると、やがて抑うつの症状が出てくる可能性が高くなるでしょう。

自分が楽しめる軽い運動を行って、抑うつ状態からの脱出と予防を心がけましょう。

第5章

久しぶりに運動する人が陥る落とし穴

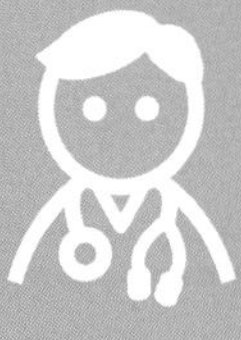

疲れが抜けないときこそ運動でリラックス！

久しぶりに友人たちと集まって、フットサル、バスケットボール、テニスなどを楽しんだときに、「体がイメージ通りに動かない」「すぐに息切れしてしまう」という経験をしたことがある人も多いのではないでしょうか。

学生時代にスポーツに打ち込んでいた人ほど、自分の体の動きのイメージが鮮明に残っているものです。トップスピードに乗ったときの風を切る感覚や、ステップのリズム、ジャンプしたときの高さなどは、なんとなく体が覚えているでしょう。

しかし、久しぶりにスポーツを再開しても、週に一度、もしくは月に一度といった頻度では、なかなか以前のようにプレーできるようにはなりません。これにはもちろん明確な理由があります。「**基礎体力の低下**」です。

軽自動車に重い荷物を詰め込んだ状態!?

普段から運動をしていない人の筋肉量は、20歳前後をピークにして年に約1%ずつ低下していくといわれています。これは「**サルコペニア**」といって、誰もが避けられない現象です。自分が運動をしなくなって何年経過したかを考えれば、筋肉量がどれだけ低下してしまったかが想像できるでしょう。

また、反応能力や敏捷《びんしょう》性といったものは、運動をしているかどうかにかかわらず、加齢とともに衰えていきます。そしてもちろん、定期的に運動をしていなければ心肺機能も低下していきます。

減少する筋肉量とは逆に、社会人になってから増えている場合が多いのが「体重」です。

運動をしていないのであれば、その増加分はほとんどが体脂肪、男性の場合は内臓脂肪です。筋力や心肺機能が衰え、体重が増えているので、学生時代を馬力のあるスポーツカーとしたら、今は「軽自動車に重い荷物を詰め込んだ状態」です。

これでは思った通りに動けるわけがありません。

体力を取り戻すのに最も有効なのはランニング

体がイメージ通りに動くようにするためには、筋力と心肺機能を取り戻し、体重を減らすことが近道。そのために何をすればいいのかというと、最も有効なのが「**ランニング**」です。

どんなスポーツ選手でも、オフシーズン中のトレーニングや、ケガのリハビリ明けにランニングをすることが多いのは、体力を取り戻すのに一番手っ取り早いからなのです。

まずは、5㎞を休まずに走り切ることを目標にしてみましょう。スピードはゆっくりで構いません。意気込んで速く走ろうとするとケガの原因になります。継続することが大切なので、焦らずに徐々に距離を延ばし、速度を上げていくようにしましょう。

続いて、2～3カ月で10㎞程度休まずに走れるようになったら、だいぶ体力がついているはずです。あわせて摂取カロリーをコントロールすると、体脂肪率が落ちてくるのでより効果的です。

脚力や心肺機能が戻り、簡単には息切れしなくなれば、スポーツの練習も充実したものになるでしょう。基礎体力がない状態でいくら練習しても体力が持たないですし、集中力も持続しないので、ケガのリスクも高くなってしまいます。

幸いなことに、子どものころに習得した技術は忘れにくいものです。多少技術の低下はあるにしても、子どものときに泳げていた人が大人になって泳げなくなるということはほとんどありませんし、ずいぶん長いこと乗っていなくても自転車には乗れるものです。

基礎体力さえ戻ってくれれば、例えばフットサルのシュートやドリブルといった動作もイメージに近づいてくるでしょう。

いきなり前屈・アキレス腱伸ばしは絶対にNG！

久しぶりに運動した人がケガをしてしまうことがよくあります。多くの場合、問題は運動の準備段階にあります。

例えば、運動前にやると非常に危険なストレッチがあります。それは、**立った状態でいきなり前屈をする**というものです。

「立った状態での前屈」が最も危険!?

立った状態で前屈をすると、45度から50度ぐらいの角度までは、腰椎（腰のあたりの背骨）が曲がることで体が倒れていきます。それ以降は腰椎だけでは曲がらないので、今度は股関節を支点として骨盤を傾けることで体が前に倒れるのですが、普段からあまり運動をしていない人はこれがうまくできない場合が多いのです。

運動不足の人は太ももの裏側の筋肉である**ハムストリングス**や**殿部の筋肉**が硬くなってしまっていることが多く、その状態だと骨盤をしっかり傾けることができないのです。無理に動かそうとすると今度は腰椎に負担がかかり、腰を傷めてしまうことがあります。

もう一つ、運動前にやりがちな危険なストレッチが、**反動をつけてアキレス腱を伸ばそうとする**ものです。誤解している人もいると思うのですが、そもそもアキレス腱は伸びるものではなく、あの動作で伸びているのはふくらはぎの筋肉である下腿《かたい》三頭筋です。筋肉が温まっていない状態で、反動をつけていきなり強く伸ばそうとするのは危険です。

運動前はとにかくウォーミングアップが大切。静的なストレッチではなく**動的なストレッチか、軽いジョギング**を行うようにしてください。

効果的な股関節のストレッチ

ランニングにせよ、球技にせよ、運動をする際には股関節を動かすことがとても大切です。そのため、股関節の周囲を動かすストレッチは、運動前のウォーミングアップとしても有効です。

関節には「関節腔《かんせつこう》」という場所があります。関節を回すことで関節腔を刺激すると、そこから滑液が出てきます。この滑液が関節の動きを滑らかにしてくれるのです。自転車のチェーンに油を差すと動きがよくなるのと同じ原理なので、想像しやすいのではないでしょうか。

10代や20代のころであれば、いきなり運動を始めても滑液が十分に出るのですが、加齢とともにだんだんと出にくくなってきます。滑液が十分でない状態だと関節の動きが悪く、ケガにつながる場合もあります。

股関節の周囲を動かすストレッチのやり方は、**片方の足を軸にし、もう片方の足をハードルを飛び越えるようにして股関節を動かします**。低いハードルから始めて、少しずつハードルを高くしていくイメージでやってみてください。下半身を動かすことで血液の循環もよくなるので、左右それぞれ20〜30回程度行えば、体が温まってくるのを感じられるでしょう。

肉離れ、転倒にも注意！

しばらく運動をしていなかった人が運動を再開した直後に起こしやすいトラブルの一つが、**ハムストリングスの肉離れ**です。

運動不足でも、太もも前側の筋肉である「大腿四頭筋」は意外と強さが残っているのに対し、ハムストリングスの柔軟性は失われていることが多いのです。その状態でいきなりダッシュなどをすると、大腿四頭筋を使って引っ張り上げた脚にハムストリングスの長さがついていけず、切れてしまうのです。

運動する前には軽いジョギングや下肢の動的ストレッチを行いましょう。

また、運動不足により、「脛骨筋《けいこつ》」と呼ばれる脛《すね》の筋肉も、思っている以上に機能が低下しています。脛骨筋はつま先を上にあげるときに使うものなので、弱くなっていると、久しぶりに運動をしたときに、つま先が地面に引っかかるようにして転倒してしまいます。

この脛骨筋は、定期的にランニングをすることである程度鍛えられます。運動不足の人は、まずスピードを上げたキビキビウォーキングやジョギングから取り組みましょう。

ほおづえ・腕組みは筋力低下のサイン

長い期間、運動をしていない人は、体のどこかが弱ってしまっています。ですから、久しぶりに体を動かすなら、運動などを通じて、そこを強くすることが大切です。

運動不足の人は、しぐさにもそれが表れてしまいます。

オフィスのデスクや、カフェのテーブルなどで、女性が**ほおづえ**をついたり、男性が**腕組み**をしたりしている姿を見かけることがありませんか？

その要因の一つは、筋力に関係しています。ほおづえも腕組みも、比較的若い人たちよりも、年齢を重ねた人のほうが、そういった姿勢を取ることが多いでしょう。これは明らかに筋力が低下しているからなのです。

筋力低下がしぐさに表れる

女性がほおづえをつくのは、それで自分の頭の重さを支えようとしているからです。人間の頭部の重さは、体重の約10％とも、約５kgとも言われています。それだけの重さが背骨の一番上に載っているのです。

人類は脳を発達させるために頭部が大きくなりました。背骨は上にいくほど細くなる構造になっています。背骨の一番上である「頸椎」の一番細い部分に大きな頭部が載っているため、首から肩にかけての筋肉は、一日中、かなりの負担を強いられています。本来なら、頸椎がもう少し太い構造のほうが安定したでしょう。

頭が前に落ちたり、傾いたりするのを防いでいるのは「頭板状筋」という筋肉です。当然、この筋肉も年齢を重ねると減ってきます。それで首や肩が疲れやすくなり、ほおづえをついて頭を支えるようになるのです。ほおづえをつく人の大半は、背中の筋肉の力もなく、猫背気味になっている人が多いと思います。

ほおづえをついてしまう人は、どのように首を鍛えればいいでしょうか。そのための筋トレをやるというよりも、運動で体を動かすことで、頭部を安定させるために自然と首周辺の筋肉が使われ、間接的に首を鍛えることができるでしょう。

日常生活における家事でも、例えば、物を上の棚にきちんと持ち上げて片づけたり、窓ガラスの拭き掃除を大きな動作でするなどによって、頭板状筋を使うことができます。

男性の腕組みも、やはり筋力低下によるものです。腕の重さは、だいたい1本3～4kgあります。それを支えているのが、肩の三角筋や僧帽筋、肩甲骨周辺の筋肉群です。それらの筋力が弱くなると、腕を下げているのが疲れてつらくなります。

腕を組んでみるとどうでしょう。交差させて体にくっつけることで、重量が分散されて肩にかかる負担が減り、楽になる。だから腕組みをしてしまうのです。

三角筋や僧帽筋、それに肩甲骨周りの筋肉は、腕を大きく上にあげたり動かしたりすることで鍛えられます。重たい通勤鞄を左右どちらかに偏ることなく持つこともいいでしょう。

4・5kgの荷物を一日中移動させられる筋力を保とう

ほおづえや腕組みをしがちな人は、これを筋力低下のサインととらえて、運動を続ける習慣を身につけることをお勧めします。そのまま何もしないでいると、将来はロコモティブシンドローム、通称ロコモ（92ページ参照）にまっしぐらです。

それでは、ロコモを防ぐには、どれぐらいの筋力があればいいのでしょうか。1981年の「フラミンガム研究」という報告の中では、「自分で**4・5kgの重量を持ち上げて移**

動させることができる筋力があれば、要介護になることがない」とされています。

例えば、5kgのお米の袋を持ち歩くことを想像してみてください。結構な重量ですが、これくらいを持ち歩くための筋力はキープできるように心がけておきたいものです。

そのためには、腕や肩周りだけではなく、下半身の筋肉も弱らせてはなりません。エスカレーターやエレベーターに頼ることなく、階段を使うようにしましょう。歩くときは、歩幅を広くして少し速度を速めるといったことを意識するだけでも、普段運動していない人の筋肉にはいい刺激になります。

忙しくて運動の時間がなかなか取れないという人も、このように日常生活の中でも工夫をして筋力を鍛えることができるのです。

運動不足の人は要注意！
マッサージでは根本的な原因は解決しない

肩や背中、腰回りに感じるコリや張りを、**マッサージ**で解消してもらおうとする人は多いと思います。これはよいことなのでしょうか？

もし、運動もしていないのに体のどこかの筋肉にコリや張りを感じるのであれば、姿勢が悪いことが原因の一つだと考えられます。

なぜ姿勢が悪くなるかというと、体の重みや骨を支えるには筋力が足りないからです。少ない筋力で重みを支えようとするから、その筋肉が疲れてこわばりが起きるのです。そしてこわばりが起きることによって、さらに姿勢が悪くなる……という悪循環に陥ってしまいます。

根本的な解決のためには何をする？

これは62ページでもお話ししましたが、背筋をピンと伸ばした姿勢を試しに作ってみてください。どれくらいその姿勢をキープできるでしょうか？　数分もすると、どこかの筋肉に疲れを感じてしまうはずです。実はその部位こそ、コリや張りが出やすい、弱っている筋肉なのです。

すでに触れたようにマッサージは体の血行をよくしてくれますから、否定はしません。しかし、そもそもコリや張りの原因は筋力の低下なので、マッサージをしても根本的には解決しません。長い間、運動していない人は、筋力の低下をなんとかしなければならないでしょう。

また、整体で押してもらって背骨のズレを直すことも、確かにコリや張りの解消になるかもしれませんが、背骨の椎骨の位置が変わってしまうのも、骨格を支えるための筋力がないからなのです。筋肉が弱っている状態で整体師さんに施術をしてもらっても、本人の筋力がそのままであれば、またすぐに戻ってしまうのです。

マッサージだけでなく、自主的に運動の機会を

確かに上手な施術者が行うハンドマッサージは心地よく、筋肉の疲れを癒やしてくれま

す。しかし、他人の手に頼りすぎるのは、自分の体の機能を低下させることになってしまう場合もあります。

私はいつも、指導しているアスリートに、「**自分の体のケアをすべて他人任せにしている選手は伸びない**」と言っています。

アスリートは、試合後の疲労困憊《こんぱい》の状態で、マッサージを専門家に行ってもらう場合があります。これは自分ではクールダウンができないほど、試合で追い込み、力を出し切っているからです。しかし、そこまで追い込んだ状態でなければ、アイシングやストレッチなど、自分でできることはたくさんあります。

一般の人でも、自分の筋力低下や姿勢の悪さに気づかず、コリや張りを仕事の疲れのせいにして、マッサージに頼りっぱなしにしていたら、どうなるでしょう？

リラックス効果を期待して、専門家にマッサージやストレッチをやってもらうことには大賛成です。自分ではできない部分を伸ばしたり、ほぐしたりしてもらうこともできますから、私自身もマッサージを受けに行くこともあります。それで自分では気がつかない体の状態を指摘してもらうこともあります。

しかしそれとは別に、弱っている部分の筋力を高める運動を自分でしなければなりません。それが筋肉の張りによる不快感を完全に解消することにつながるのです。

第6章

「ぽっこりお腹」は運動で解消できる？

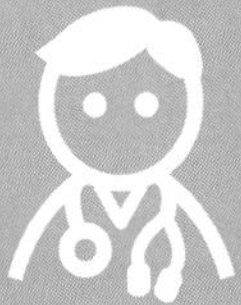

腹筋運動をしても「ぽっこりお腹」は凹まない！

「お腹が少し出てきた」「お腹回りのたるみが気になる」

年齢とともにそんなふうに感じる人は多いのではないでしょうか。

お腹が出てきたぐらいでは、医師は「運動しましょう」とは言わないかもしれませんが、「お腹を凹《へこ》ませるためにも、久しぶりに運動しようかな」と一念発起する人もいるでしょう。ところが、どうすればお腹を凹ませられるかについては、意外なほど知られていないのです。

例えば、お腹を凹ませるための運動といえば「腹筋」を思いつく人も多いでしょうが、実は、**腹筋運動はお腹を凹ますことに全く向いていないトレーニング**なのです。

男性のお腹が出てくる原因はほとんどの場合、**内臓脂肪**がついたことによるものです。「お腹の筋肉が減少したから」ではなく、「内臓脂肪がついたから」お腹が出てきているのです。

そして、内臓脂肪を燃焼させるためには有酸素運動をする必要があります。有酸素運動で効率よく脂肪を燃焼させるために重要なのが、「筋肉量」です。筋肉量の少ない人が有酸素運動を行っても、脂肪燃焼量が低く、効率的ではありません。内臓脂肪を燃焼しやすくするには、まず全身の筋肉量を増やさなければなりません。

「腹筋運動でも筋肉量を増やせるのではないか」と思われるかもしれませんが、腹筋運動だけで基礎代謝量をアップさせるほど筋肉量を増やすことはとても難しいのです。

なぜ腹筋運動で筋肉量が増えない？

腹筋群は脚や腕などの筋肉とは構造が大きく異なり、お腹の周囲を覆う膜のような形をしています。一見大きく見えますが、薄い膜の集合体のような形なので、総重量はさほど多くはありません。ですから腹筋運動をいくらがんばったとしても、基礎代謝量が増えるほど筋肉量は増えないのです。

それに比べて脚や背中、胸などの大筋群と呼ばれる筋肉なら、適切なトレーニングを行えば「kg単位」で増やせます。筋肉量を1kg増やすことができれば、基礎代謝量が約50キロカロリーアップするといわれています。お腹を凹ますためには、腹筋よりも大きい筋肉、特に「下半身の筋肉」を鍛えることが有効です。

普段運動をしていない人の筋肉量は、20歳前後をピークにして年間約1％ずつ減少していくと言われています。特に下半身の筋肉量はその減少が顕著です。

運動が苦手な人でも「筋肉量」を増やせる方法とは？

お腹が出てくるのは「摂取カロリーが消費カロリーを上回ってしまっている」ことも要因の一つです。加齢による筋力低下や運動不足によって消費カロリーが減少しているのにもかかわらず、以前と同じ食生活を続けていると、男性であれば主に内臓脂肪が増加し、お腹が出てきてしまいます。

とはいえ、厳しい食事制限は、体への負担も大きいもの。それより、普段の生活を少し変えて、減少してしまった下半身の筋肉量を増やすほうが健康にはいいのです。

日常生活で簡単に始められ、効果的なのが「**階段**」。駅構内ではエスカレーターを使わない、オフィス内の移動ではエレベーターを避ける、信号待ちをせずに歩道橋を渡る、というように、積極的に階段を選ぶことで下半身の筋肉量を増やすことができます。階段を使う生活を3カ月間続けることができれば、下半身の筋肉が強化され、脂肪が燃焼しやすい体に近づけるでしょう。

まずは筋肉量をアップし、基礎代謝を上げる。内臓脂肪が減り、お腹が凹んできたら、その後に腹筋、特にお腹を覆っている腹横筋とそれを補助している腹斜筋群を鍛えると、理想のお腹を手に入れられるでしょう。

極端な食事制限をするより筋肉量を増やそう！

お腹が出てきたり体重が増えたりしてくると、「甘いものは控えよう」「しばらく肉を食べるのはやめよう」「炭水化物を抜こう」などと、食事制限をする人は多いでしょう。

普段食べ過ぎている方が「ラーメンの替え玉を控える」「ご飯のお代わりをやめる」などと食事の量を調節することは理にかなっていますが、間違った食事制限は「お腹を凹ます」ことにつながりません。一度は体重が落ちたとしても、すぐに戻ってしまうのです。

実は、間違った食事制限をすると筋肉量が減ってしまい、その結果として基礎代謝量が落ち、リバウンドしやすくなってしまうわけです。

お腹を凹ませるため、日々の基礎代謝量をアップして太りにくい体を作るためには「**筋肉量を増やす**」ことが重要になります。

極端な炭水化物の制限には注意！

炭水化物の摂取を極端に制限すると、人の体にはどのようなことが起こるのでしょうか。

人間の体脂肪には膨大な量のエネルギーが蓄えられています。心臓や肝臓、消化器などの臓器は脂肪を燃やして得られるエネルギーで動いているわけですが、脳を動かすエネルギー源であるブドウ糖だけは、体脂肪から合成することができません。

糖質が不足している状態で、脂肪やたんぱく質（アミノ酸）などを材料として、主に肝臓においてブドウ糖を作り出すことを、「**糖新生**《とうしんせい》」といいます。

極端に炭水化物を抜いてしまうと、脳のエネルギー源であるブドウ糖を作るために、どこかのタイミングで糖新生が始まり、その結果として「ケトン体」が産出されます。血液中のケトン体が増えると、体に害を及ぼす「ケトアシドーシス」という状態になります。炭水化物の摂取を制限する場合には、ケトン体が増え過ぎないように、１日の糖質量を70～１３０ｇにするのがお勧めです。

また人間の体には、恒常性（ホメオスタシス）という、体の環境を一定に保とうとする力があります。体温が常に平熱に戻ろうとすることもその一つなのですが、体重に関しても長年維持している体重に戻ろうとする作用があります。

例えば、ずっと体重が70kgだった人がちょっと運動して68kgまで落としたとしても、体は70kgに戻ろうとするのです。

断食で体重を減らし、もとに戻るとまたそれを繰り返すという人もいますが、それは体に余計な負担をかけているといえるでしょう。

適度な運動をして筋肉量を向上させつつ、バランスの良い食生活を心がけ、有酸素運動で内臓脂肪を燃やす。それで体重が減ったら、今度は維持していくことが大切です。

たんぱく質をしっかりとることも重要

ここまでは主に炭水化物についての話をしてきましたが、**たんぱく質**をしっかりと摂取することも非常に重要です。

たんぱく質は筋肉を作る材料。10代や20代のうちはたんぱく質の量が少なくても筋肉を合成できるのですが、年齢が高くなると合成する効率が下がっていきます。

それでも筋肉量を低下させないためには、年齢が高くなるにつれてたんぱく質の摂取量を増やす必要があります。良質なたんぱく質を効率よく摂取できる食品としては、鳥のササミ、マグロの赤身、鶏卵、牛乳などが挙げられます。

また、たんぱく質を筋肉に合成するには、ビタミンB群などの栄養素も必要です。玄米などと一緒に食べるとなおよいでしょう。例えば、マグロの刺し身や牛ヒレステーキと玄米の定食にすると、たんぱく質を吸収するのにとてもよい組み合わせになります。

筋肉量の低下は、基礎代謝量が落ちるだけでなく、高齢者になったときにロコモティブシンドロームや、要介護状態になる恐れがあります。それを避けるためにも、たんぱく質の摂取と筋力トレーニングを心がけましょう。

汗をかいても脂肪は燃焼しない

「お腹を凹ますために、ジムでのトレーニング後にサウナでしっかり汗を流そう」などと考えたことはありませんか？

汗をかいたぶんだけ脂肪がたくさん燃焼する、と思う人がいるかもしれませんが、**かいた汗の量と脂肪燃焼量は比例関係にありません**。

つまり、大量に汗をかいたからといって脂肪がたくさん燃焼したわけではなく、逆に汗をほとんどかかなかったからといって脂肪が燃焼していないわけでもないのです。

ですので、脂肪を燃焼するために、厚着でランニングしたり、サウナで汗をたっぷり出すというのは、効率的ではありません。むしろ水分が失われて軽度の脱水状態となり、心臓などにかかる負担が高くなってしまいます。

もちろん汗をかくことは気持ちがよいことですし、ストレス解消にもなるでしょう。しかし、脂肪燃焼の効率を考えた場合、必ずしも汗を絞り出す必要はないのです。

ボクサーが減量のために厚着をして走り込んだり、ジムの室温を上げて汗を出して体重を減らしていたりする姿をテレビなどで見て、「減量＝汗を出す」と思われているのかもしれません。しかし、ボクサーの減量と、お腹を凹ますためのダイエットは、そもそも似て非なるものです。

計量を目前に控えているボクサーの場合、日々の節制やトレーニングですでに体脂肪が落ちた状態からさらに減量するために、0・1gでも水分を抜いて一時的に体重を減らさなければなりません。サウナスーツのようなものを着ているのは脂肪を燃焼させるのではなく、汗を流して体内の水分を抜くのが目的なのです。

体温が上がりすぎると脂肪燃焼の妨げに

人間の体には「**リパーゼ**」という脂質の分解に関わる酵素があります。リパーゼの働きは体温が通常の状態よりも1～2度ほど上昇したときに最も活性化すると言われています。たくさん着込んで運動をすると体温が上がりすぎてしまい、リパーゼの働きが悪くなって脂肪燃焼に適さない状態になってしまうわけです。

サウナに入ることも同様で、脂肪燃焼の効率だけを考えると効果的ではありません。運動中は速乾性・通気性に優れたウエアを着て体温をコントロールし、暑くなったら上着を脱いだほうがいいでしょう。

また、運動中に水分をしっかりと補給することもポイントです。軽度でも脱水状態になってしまうと、脂肪を燃焼するエネルギーも湧いてきません。注意したいのが、「のどが渇いた」と感じたときにはすでに脱水症状が起きているということです。のどの渇きを感じる前に水分を補給することが大切なので、運動前、運動中、そして運動後とこまめに水分をとるようにしてください。

「運動の後のビール」は危険!

トレーニング後のビールを楽しみにしている人も多いかもしれませんが、運動の直後にビールをゴクゴクと飲むのは、危険な行為なのです。

汗をかくと、当然のことながら血中の水分量が減ってしまいます。血中の水分量が減少すると、血が固まりやすい状態になります。アルコールには利尿作用があるため、脱水を助長して、さらにアルコールで血流が高まるので、血栓の形成をきたす危険性が高まってしまうのです。

ビールを飲むと、のどごしがよいので、のどの渇きが解消された気がするのですが、血中の水分量を上げるのにはあまり役立ちません。どうしてもランニングやトレーニングのあとにビールを飲みたいという方は、ビールを飲む前にコップ1杯でも水やスポーツドリンクを飲んでください。ビールを飲むときに水を間に挟んで飲むのも効果的です。

適度に水分を補給しながらトレーニングを行い、お腹を凹ませましょう。

1カ月で体重が3kg以上落ちたらダイエットは「失敗」

「休みの日に食べ過ぎて、体重計に乗ってみたら太っていた」という人はけっこういるかもしれません。

しかし、食べたものが体脂肪に変わるまでには、早くても3日から1週間はかかりますので「昨日食べ過ぎたから太ってしまった」ということはありません。

みなさんが「食べ過ぎた」と感じるのは、炭水化物をたくさん食べたときなどが多いと思います。飲み会の帰りにラーメンを食べた、というような場合です。

炭水化物は体内に蓄えられるときに、**炭水化物1gに対して水が3g吸着する**という性質があります。多く摂取した翌日は、それに比例して体内の水分量が増加しているのです。また塩分の高い食事をしたあとは、のどが渇いて（体が必要として）水分を多く摂取しているはず。

よって食べ過ぎてしまった翌日の体重増は、「太った」のではなく「体内の水分量の増加で体重が増えた」が正しい表現ということになります。

ただ、そのままにしておけば体脂肪になってしまいます。その積み重ねが体重に反映されることになるので、そうなる前に多く摂取した分のエネルギーを使わなければなりません。

一度、体脂肪になってしまうと、燃焼させるのに少し手間がかかってしまいますが、摂取した炭水化物が体内に糖質のままで残っているタイミングであれば、運動をすることで簡単に消費できます。

糖質は体脂肪と違い、運動の早い段階でエネルギーとして使われるので、それほど難しいことではないのです。

1カ月で体重が3kg以上落ちたら「失敗」

それでは、体脂肪になってしまったあとはどうすればよいのでしょうか。体脂肪を燃焼させるには、ランニングなどの「有酸素運動」が必要になります。

体脂肪がつくとき、男性ならほとんどが内臓脂肪、女性なら皮下脂肪になります。

有酸素運動を行った場合、内臓脂肪のほうが皮下脂肪よりも先に燃焼するので、男性のほうが体脂肪を落としやすいといえます。半面、内臓脂肪は生活習慣病と密接な関係があります。できるだけ早く消費しないと、生活習慣病になり得るので注意が必要です。

有酸素運動によって効率的に体脂肪を減少させるには、すでに説明したように「筋肉量」が重要です。筋肉量の少ない人が有酸素運動を行っても脂肪燃焼量は低いので、筋力トレーニングで筋肉量を上げる必要があります。

ただし、トレーニングを始めたときに、「体重を減らすこと」を目標にしないようにしましょう。筋肉は脂肪よりも比重が大きいので、トレーニングを始めて筋肉量が増えてくると、運動を始める前よりも体重が増えることがあるからです。

逆に、1カ月で体重が3kg以上落ちた場合、私たちトレーナーは「失敗」としてとらえる場合が多いのです。

これだけ急激に体重が減るということは、体脂肪だけでなく筋肉量が落ちてしまっている可能性が高いからです。すると基礎代謝量が減少し、リバウンドしやすくなってしまいます。

目安としていただきたいのは、やはり「体脂肪率」です。現在では市販の体脂肪計でも昔より正確な数字が計測できるので、運動を始めたら体重の減少ではなく体脂肪率の減少で成果を判断してください。

最後に数字にまつわる注意点をもう一つ。有酸素運動や筋力トレーニングをスタートしたら、最低でも3カ月間続けてみましょう。1カ月程度では、なかなか数字に変化が表れません。「1カ月間こんなにがんばったのに数字が変わらない」といってやめてしまうのはもったいないですから。

私も「月に100㎞のランニングを半年続けたのに体脂肪率や体重が変化しなかった」という経験があります。そのときは半年を超えてからようやく数字が落ちてきました。継続していればどこかのタイミングで数字に変化が起きますので、焦らずにじっくりと取り組むようにしましょう。

1カ月で凹むお腹と凹まないお腹がある

夏が近くなると、「夏までにお腹を引っ込めないと」と思う人も多いでしょう。

しかし、例えば夏までに1カ月しかないとして、その期間にお腹を凹ませ、引き締まったスタイルでビーチやプールに遊びに行くことはできるのでしょうか。

実は、間に合うタイプのお腹と、間に合わないタイプのお腹があります。あなたはどちらのタイプでしょうか。

間に合う可能性が高いのは「**内臓脂肪型**」。全体的にそれほど太っているわけではなく、お腹だけがぽっこりと出ている人はこれに当てはまります。出ているお腹自体もちょっと硬いというか、張っている感じです。

内臓脂肪型の人はさらに2つのタイプに分けられます。筋肉量が多い人と、少ない人です。筋肉量が多い人は、さらに間に合う可能性が高くなります。筋肉量の少ない人は、少々大変ではありますが、1カ月という期間が非現実的というわけではありませんので、希望を持ちましょう。

走っては歩く、走っては歩くでOK

では、内臓脂肪型の人は、1カ月の間に具体的にどんなことをすればよいのでしょうか。

内臓脂肪を減少させるには、とにかく「**有酸素運動**」を行うことが基本です。まずはウォーキングからスタートし、通勤や移動ではできるだけ階段を使って下半身の筋肉も作っていきましょう。

それを1週間ほど続けたら、2週目からは少しずつランニングをしてみましょう。その際、いきなり10㎞走るなどという無理はしないでください。最初のうちは、走っては歩く、走っては歩くの繰り返しで構いません。

3週目に入ったら、走る時間を少しずつ長くすることを目標にランニングしていきましょう。あくまでお腹を凹ますことがゴールなので、休みながら走ってもOKです。

「皮下脂肪型」の人が1カ月で腹を凹ませるのは無理？

もう一つのお腹のタイプ、「**皮下脂肪型**」の人はどうすればいいでしょうか。

お腹がそれほど出てはいないが、お腹の脂肪がつまめる、ジャンプをするとお腹が揺れる人はこのタイプに当てはまります。

皮下脂肪型の人は、内臓脂肪型の人に比べるとハードルがだいぶ上がります。もちろん個人差はあるのですが、1カ月でお腹を凹ますというのは難しいと言えるでしょう。もう少し余裕のある計画を立てることをおすすめします。

皮下脂肪型の人がお腹を凹ますためにするべきことは、基本的には内臓脂肪型の人と変わりません。下半身の筋肉量を増やすことを意識しながら、有酸素運動をする。そして摂取カロリーをコントロールすることです。

一つ違いを挙げるとすると、皮下脂肪型であれば腹筋運動を加えるとお腹を凹ませる可能性が増すかもしれないということです。

最近の研究では、落としたい皮下脂肪の下にある筋肉量が多いほうがその皮下脂肪が若干落ちやすい傾向があることが分かってきました。腹筋運動を取り入れて損はないでしょう。

第7章

ウォーキングを習慣化して健康な体をつくる

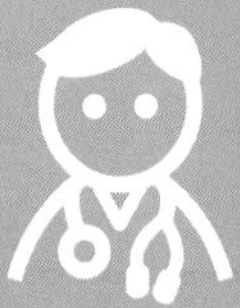

「散歩感覚」で歩くようなウォーキングは効果がない？

「運動したほうがいいことは分かっているけど、何から始めていいのか分からない」

そんな人でも手軽に始められるのが**ウォーキング**です。

運動は、継続することが一番大切です。体が慣れていないうちに強度の高い運動に挑戦すると、故障をしたり、苦しくてやめてしまったりします。

そういった意味でも、ウォーキングは運動習慣の入り口として、とても適したものだと思います。

「運動強度」が低ければ、いくら歩いても効果は期待できない！

ところが、ウォーキングは、やり方によっては活動量が増えず、思ったほどの効果が得られないので注意が必要です。

私が公園でランニングをしていると、その最中にウォーキングをしている人に多く出会います。そのたびに「ああ、アドバイスしたい！」という衝動にかられることがあるのです。

なぜかというと、ほとんどの人は歩き方に問題があり、運動強度が低いからです。

特に中高年の場合、**猫背気味で下を向きながら、小股でちょこちょこ歩いている人**が目立ちます。数人の仲間とおしゃべりをしながら、買い物や散歩のときと変わらない速度で歩いている人もよく見かけます。

そうした歩き方だと、残念ながら、何年やっても、運動という意味での効果はほとんど期待できません。

どんな運動でも、脂肪を燃焼させたり、持久力を高めるといった効果を得るためには、ある程度の「強度」が必要です。ウォーキングの場合、「散歩の延長線上」のような感覚を捨て、完全に意識を切り替える必要があるでしょう。

最初はフォームを気にせず、安定するポジションを探そう

一方で、健康意識の高い30～40代の人では、背すじを一生懸命に伸ばして、足早なウォ

ーキングを心がけている人も見かけます。これなら、ウォーキングの強度は多少上がるでしょう。でも、フォームという観点からすると、こちらも正しいとは言い難いのです。

背すじを伸ばすということは、一見、正しい姿勢のように思いますよね。しかし、意識して背すじを伸ばしているということは、普段は、背中側や体幹部の筋力が弱く、上半身の重さを支えられずに、猫背気味になってしまっているのかもしれません。

そうした人ががんばって背すじを伸ばそうとすると、背骨を支える筋肉に余計な力が入り、すぐに疲れてしまいます。結果として、歩く時間や距離が短くなったり、速度が落ちたりして、期待したほどの運動効果が得られなくなってしまうのです。

成人の頭部は男女を問わず5～6kgあると言われています。それに内臓や骨の重さが加われば、上半身はかなりの重量です。

ウォーキングを始めるときのハードルはできるだけ低いほうがいいので、最初は無理に背すじを伸ばそうとせずに、楽な姿勢で歩き始めてください。その姿勢が間違っていてもいいので、まずはその歩き方で継続してみましょう。

すると、体が一番安定するポジションが自然に定まり、ウォーキング自体が楽になり、楽しくなってきます。その結果、体が軽くなった、長く歩けるようになった、という変化を感じられるようになったら、次のステップとして、より効果的なフォームや運動強度を高める工夫をすればいいのです。

距離や時間、歩数が増える＝「強度が上がる」ではない

ウォーキングで脂肪を落としてやせよう、体力をつけよう、と思うなら、ウォーキングを一つの「スポーツ」としてとらえるという発想が欠かせません。

一般に、ウォーキングに取り組む人たちは、「今日は3時間も歩いた」「毎日1時間歩いています」など、「時間」を指標にしがちです。あるいは、歩数計やスマートフォンのアプリなどを利用して「歩数」を測り、「今日は1万歩だった」などと言うかもしれません。

そうした指標は分かりやすく、達成感を得やすいのですが、必ずしもそれで運動強度を測れるわけではないのです。

運動強度は、要はその運動が「**どのくらいきついか**」という度合いのことです。ウォーキングにおいては、歩幅が広く、速度が速いほど、また、地面の傾斜が高いほど、多くの筋肉が使われ、運動強度は高まります。

歩幅（ストライド）を広めにとることは、ウォーキングの運動強度を高めるための基本です。できるだけ顔を上げて、視野を広くして、遠くを見るように心がけましょう。

顔が下を向いて、足元近くばかりを見るような姿勢になると、先ほどの「中高年のちょこちょこ歩き」のように、どうしても歩幅が狭くなります。

顔を上げて視線を遠くに向け、視野を広く保つようにすれば、無理しなくても自然と背すじも伸びます。その姿勢で、歩幅を広くとるよう意識すると、自然と歩行速度は上がります。

ただし、足を前に出すことに気を取られすぎると、体が後ろに傾いてしまいがちです。体が後ろに傾くと、歩幅は広がりませんし、速度も上がりません。歩幅を広くするときは、足を前に出すことよりも、**後ろ足で地面を蹴ることを意識する**といいでしょう。すると軽い前傾姿勢が取れるようになって、キビキビしたウォーキングができるようになります。

自分がどんな姿勢で歩いているのかについては、誰かと一緒に歩いて見てもらったり、街中であれば、建物の窓ガラスやショーウインドーに映った自分の姿を確認したり、スマートフォンで動画を撮るのもいいでしょう。すると、思っていたよりも猫背だったり、実はお腹を突き出すように後ろに反って歩いていたりと、自分がイメージしている姿とはかなり違っていることもあります。

「広めの歩幅」の目安は身長の45〜50％

歩幅を広めに保つといっても、いったいどれぐらいを目安にすればいいのでしょうか。

身長や体形は人によって違うので、歩幅も人それぞれ。ですから、おおよその目安として、身長の45〜50％くらいの長さの歩幅を目標にしてください。

身長170㎝の人であれば、76・5〜85㎝ということになります。

もちろん、ウォーキングをする際にいちいち歩幅を測って歩く必要はありません。お勧めしたいのは、普段、普通に歩いているときの歩幅を測ってみることです。

普段から身長の45％程度の歩幅で歩けているのであれば、ウォーキングのときに「ほんの少しだけ歩幅を広げる」ことを意識するだけでいいでしょう。逆に30〜40％しかなければ、普段からちょこちょこした歩きになっているということなので、意識して歩幅を広げる必要があります。

歩幅が狭い人は、下半身の筋力が弱い、柔軟性が低い、股関節に問題がある、などの理由が考えられます。そうした人が急に歩幅を広げようとすると、かえってケガにつながってしまいます。

運動強度を高める「広めの歩幅」

身長		目標歩幅
150cm	→	67.5〜75cm
160cm	→	72〜80cm
170cm	→	76.5〜85cm
180cm	→	81〜90cm

目標の歩幅とのギャップが大きい場合は、時間をかけて、少しずつ広げるようにしてください。無理は禁物です。

視線を上に向けて、徐々に歩幅を広げることを意識するだけでも、今までのウォーキングと比べて十分に効果が上がってきます。そうやって全身の筋肉が使えるようになることが、「スポーツとしてのウォーキング」の第一歩です。

ウォーキングで目標とすべき運動強度はどれくらい?

これまでほとんど運動してこなかった人であれば、ブラブラ歩きの散歩でも、最初のうちは十分に効果があります。しかし、ダイエットや健康維持、体力増強を目的としてウォーキングを行うのであれば、先ほども述べたように、普段よりも歩幅を広げて歩かなければなりません。

歩幅を広げて歩行速度が上がってくると、息も上がってきます。その状態になると、下半身の筋肉だけでなく、呼吸に関連する筋肉も使われます。そこで、初めてスポーツとしてのウォーキングが成立します。

「きつい」と感じる運動は人によって異なる

ただダラダラと歩いているだけでは、1日1万歩歩いても、1時間歩いても、体力アッ

主観的運動強度（RPE）

	英語	日本語
20		
19	Very very hard	非常にきつい
18		
17	Very hard	かなりきつい
16		
15	Hard	きつい
14		
13	Somewhat hard	ややきつい
12		
11	Fairly light	楽である
10		
9	Very light	かなり楽である
8		
7	Very very light	非常に楽である
6		

プにはあまり結びつきません。

それでは、「ウォーキングにおいて目標とすべき運動強度」はどれぐらいなのでしょうか。

そのためにはまず、今、自分がやっているウォーキングがどのくらいの強度なのかを把握しなければなりません。ウォーキングをしたあとに、その運動がどのくらいきつく感じたかを、「**主観的運動強度**（**RPE**＝Ratings of Perceived Exertion）」で評価してみてください。

RPEは、1973年にスウェーデンの心理学者ボルグ博士が考案したもので、運動時に自覚する「きつい」とか「楽である」といった主観的な運動強度を、6から20までの数値に置き換えて評価したものです。

同じ運動をしても、その人の体力レベルや運動経験によって「きつさの感じ方」には大きな開きが出ます。

例えば以前、私が「楽である」と感じるレベル11のペースで、あるクライアントと一緒に走ったとき、その人の息の上がり具合から、同じくレベル11のように感じているだろうと予想しました。ところが実際には、走り終わったあとに感想を聞いてみると、レベル17、つまり「かなりきつい」と感じたそうです。

では、主観的な運動強度は参考にならないかといえば、そんなことはありません。RPEと心拍数を照らし合わせることで、自分の本当の体力レベルを知ることができ、ウォーキングの目標設定の参考になるのです。

ウォーキングの強度は「心拍数」で見る

心拍数とは、1分間に心臓が拍動する回数のことです。

RPEの表に記された数字の最後に0をつける、つまり10倍すると、その運動を行ったときのおおよその心拍数になると言われています。

例えば、「かなりきつい」と感じるレベル17の運動をした人は、心拍数が毎分170回まで上がっていると予想ができます。ところが実際には、自分では「かなりきつい」と思っても、心拍数は毎分110回だったりします。自分の実感とはかなり差があるものなのです。

つまり、自分が感じたほどその運動は「きつくなかった」ことを意味していて、体力的にはまだ余裕があるかもしれないのです。

普段から運動をしている人にとっては、心拍数110というのは準備運動レベルです。それでも運動初心者は、心拍数が上がることに慣れていないので、少しでも心臓が速く動くと怖さを感じて、きついと思ってしまうこともあります。

反対に、運動後の心拍数が、自分が感じたRPEのレベルよりもはるかに高かった場合は、身体的な限界を超えてしまう可能性があるので、安全性の観点からも心拍計をつけて運動するようにしましょう。

心拍数を測るなんて、面倒くさいと思う人もいるかもしれません。ですが、ウォーキングで脂肪を減らそう、あるいは体力を高めようと思うなら、強度が高い運動のほうが効果的です。

少しきついと感じるペースで歩いているつもりなのに、実は、強度が不足していて、いくら歩いてもちっともやせない、ということはよくあります。間違った運動強度で1時間歩くよりも、がんばって適切な運動強度で、30分で切り上げるほうが、ずっと効率的です。その客観的な指標として、心拍数は非常に有効なのです。

運動中の心拍数を知るには、心拍測定機能のついたスポーツウォッチなどがあればもちろん問題ありませんが、脈拍を自分で数えて代用する場合、歩いた直後や信号で止まったときなどに測ってみてください。1分間じっと数えなくても、10秒測って6倍する、あるいは15秒測って4倍するといいでしょう。

体力レベルを考慮した「カルボーネン法」がお勧め！

さて、「運動としてウォーキングを行う場合に、目標とすべき運動強度はどれぐらいにすればいいか」に話を戻します。

多くのアスリートは、自分の「**最大心拍数**」から「**目標心拍数**」を割り出し、その範囲に入る運動をするという方法をとっています。

最大心拍数というのは、運動時に心臓が血液を送り出すために拍動する最大の値のこと。最大心拍数は年齢とともに減っていき、およそ「220から年齢を引いた数」になります。

40歳の人であれば、予測される最大心拍数は毎分180回、50歳なら毎分170回になります。

そして、この最大心拍数の何パーセントを維持して運動を行うかがそのまま「**運動強度**（%）」となり、運動中に維持する心拍数は「目標心拍数」と呼ばれます。一般に、脂肪燃焼を目的としてウォーキングを行うのであれば、目標心拍数は最大心拍数の60〜80%が適切な目安とされています。

ただ、先ほども述べたように、同じ年齢でも運動に慣れている人とそうでない人では「きつさ」の感じ方がかなり違います。また、運動習慣があって体力レベルが高い人と、そうでない人では、ベースとなる「**安静時心拍数**」にも違いがあり、運動をしている人のほうが低くなります。

一般の成人男子の安静時心拍数は毎分80回程度だと言われていますが、ランニングを趣味にしている私を例にすると、毎分55〜58回程度とかなり低めです。

この個人差を考慮した目標心拍数を求めるためには、「**カルボーネン法**」という計算式を利用するといいでしょう。

カルボーネン法は、メタボリックシンドロームの解消や筋力維持といった、現在の運動指導の場で多く使われている計算方法です。「年齢」「安静時心拍数」（基本的に起床直後に計測する）「目標運動強度」の3つの要素から目標心拍数を計算します。

例えば、50歳で、安静時心拍数が毎分80回の人が、運動強度が60％のウォーキングをしたいと思ったら、目標心拍数は（220－50－80）×0.6＋80＝134となります。

同じ年齢でも、安静時心拍数が毎分60回の人でしたら、目標心拍数は126です。

最大心拍数（毎分）の目安 ＝ 220 － 年齢

（例：50 歳の場合 220 － 50 ＝ 170）

目標心拍数は目的によって設定する

↑ 最大心拍数に対する% ↓		高 ↑ 運動強度 ↓ 低
95%～90%	運動能力向上を目指した最大限の負荷	高
90%～80%	持久力向上を目指した高い負荷	
80%～60%	持久力向上と脂肪燃焼を最適に行うことを目的とした中程度の負荷	
60%～50%	リカバリーや有酸素運動に慣れるための軽度の負荷	低

カルボーネン法による「目標心拍数」の計算式

目標心拍数 ＝（最大心拍数〔220 －年齢〕－ 安静時心拍数）
× 目標運動強度（%） ＋ 安静時心拍数

ウォーキング後に測ってみるだけでも意識改革につながる

最近は、カルボーネン法の計算式を組み込んで、自動で目標心拍数を知らせてくれるスポーツウォッチも販売されています。また、心拍数や消費カロリーを計測して、スマートフォンのアプリと連動して記録が残せる腕時計型の運動量計も、だいぶ値段が安いものが出てきていますから、そういったものを利用してもいいでしょう。

心拍数をもとにして行う運動は「**心拍トレーニング**」と呼ばれ、多くのアスリートの体力強化にも取り入れられています。適切な心拍数管理をすれば、ウォーキングも立派な心拍トレーニングになるのです。

脈を数えるなんて面倒だ、と感じている人も、一度は目標心拍数を計算して、その範囲を維持するように歩いてみてください。「今までのウォーキングでは全然運動強度が足りていなかった！」ということが実感でき、意識改革につながることでしょう。

自分に最適な運動強度がつかめれば、ウォーキングの効果はグッと高まります。体脂肪の減少や体力強化、そして筋肉量の維持・増強を効率よく行っていきましょう。

ウォーキングの疲れをとる効果的な4つの静的ストレッチ

ウォーキングをスポーツとしてとらえると、通常の歩行よりも多くの筋肉を使い、強めの負荷をかけることになります。運動に慣れていない人は、終わったあとのケアをしないでいると、張りや筋肉痛が残ることがあります。

よく、「ウォーキングを始める前にはどんな準備運動をしたらいいですか?」と聞かれることがあります。結論から言えば、**特別な準備運動は必要ありません**。そのまま歩き出してOKです。

ウォーキングを解説した本などには、準備運動として静的ストレッチを紹介しているものもありますが、この方法はお勧めできません。

ウォーミングアップは、これから始める運動に対して、体温を高くして血流量を増やすために行うものです。心拍数も上げて、心臓の準備をさせるためでもあります。静的ストレッチは、筋肉を伸ばすことで柔軟性を確保して、関節の可動域を広くすることはできます。でも、心拍数や体温を上げて心臓の準備をすることにはほとんど関係ないのです。

そもそも、ウォーキングは歩くこと自体がウォーミングアップになります。全身の筋肉量の約3分の2が下半身に集中しているので、ウォーキングをしていると筋肉の血液循環がよくなって体温が上昇するのです。

歩き始めは普通の歩幅と速度で脚を慣らしてください。特に時間は気にしなくていいですから、自分の好きなタイミングで「本番モード」に切り替えて、歩幅を広げ徐々にスピードを上げるといいでしょう。

そして、準備運動より大切にしてもらいたいのが、ウォーキングを終えたあとのクールダウンです。ここで静的ストレッチが生きてきます。

筋肉は収縮することで力を発揮します。ウォーキングで働いた脚を中心とした下半身の筋肉群は、終了後はしばらく縮もうとする反応が起き、緊張状態が続きます。そこで、もとの長さに戻れるように、筋肉を伸ばしてあげる必要があるのです。

終わったあとの「静的ストレッチ」で、使った筋肉をケアしよう

筋肉が緊張した状態が続くと、血行も悪くなって疲労回復も遅くなります。また、ウォ

ーキングはランニングと比べれば運動負荷が軽いとはいえ、筋線維や筋細胞が多少の損傷を起こしていますから、そのままにしておくと人によってはケガの原因になる場合もあります。運動後の静的ストレッチは、疲労回復を早めてくれるうえ、ダメージを受けた筋細胞の自己修復作用を助けて、ケガの予防にもなります。

それに加え、静的ストレッチには筋肉の柔軟性を高める効果もあります。柔軟性がよくなると、体を動かしても疲れにくく、回復も早くなる可能性が高くなるのです。

ここでは、ウォーキングを終えたあとに、室内でできるストレッチを4つ紹介しましょう。体が温まっているうちにぜひ取り組んでください。

これらのストレッチは、体が硬い人にとっては下肢の筋肉の柔軟性を高めるのにも有効です。ウォーキングの終わりだけではなく、風呂上がりなどにも実行すれば、少しずつ柔軟性が上がり、動きやすく歩きやすい体になるでしょう。

【ウォーキング後のケア】
① 太もも表側のストレッチ

1. あぐらをかいて座り、左脚を外側に開く。
2. 右手は床につけて体を支え、左手で左足先を持つ。
3. 股関節を開くようにして左のかかとをお尻に引きつける。

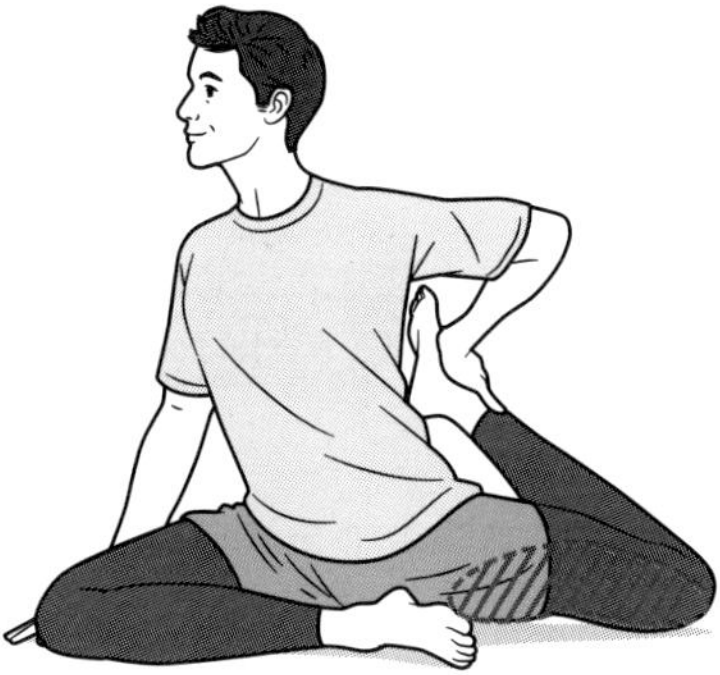

4. 息を吐きながら20〜30秒キープ。太ももの表側の大腿四頭筋を伸ばすことを意識しよう。
5. 右側も同様にして、1〜4を左右交互に2〜3セット行う。

【ウォーキング後のケア】
② 太もも裏側のストレッチ

1. あぐらをかいて座り、右脚を前に伸ばす。
2. 右手で右足先を持って手前に引きながら、少し外側に開いて20〜30秒キープ。

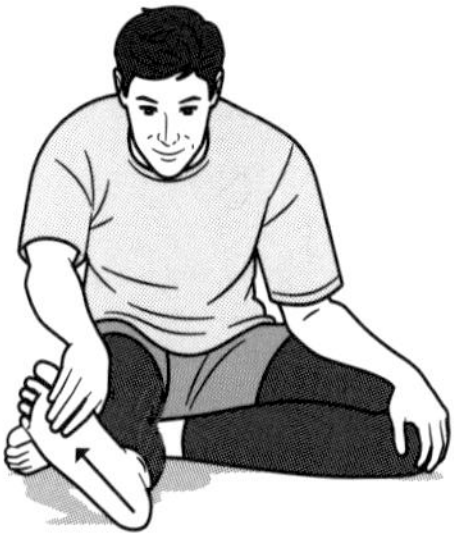

3. 次に左手に持ち替えて、同じように内側に倒しながら20〜30秒キープ。太ももの裏側のハムストリングスを伸ばすことを意識しよう。

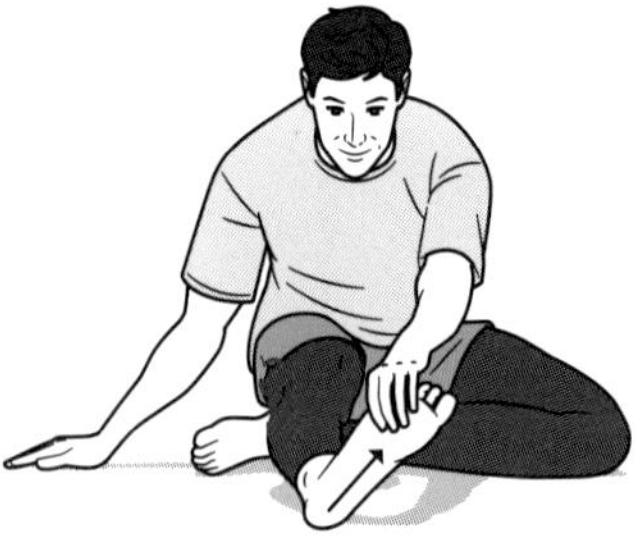

4. 左脚も同様にして、1〜3を左右交互に2〜3セット行う。

【ウォーキング後のケア】
③ ふくらはぎのストレッチ

1. 床に両手両足をついて腰を高く上げる。
2. 右足のつま先を外側に向けて、左脚を軽く上げて20～30秒キープ。
3. 次につま先を内側に向けて、同様に20～30秒キープ。ふくらはぎの下腿三頭筋、特に腓腹筋をよく伸ばすイメージで。

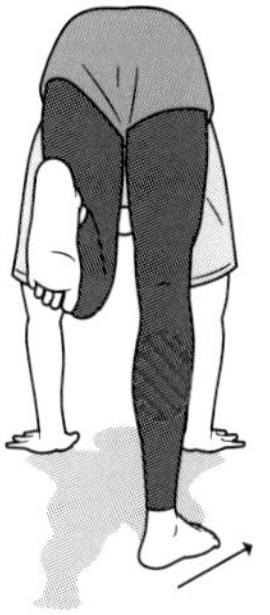

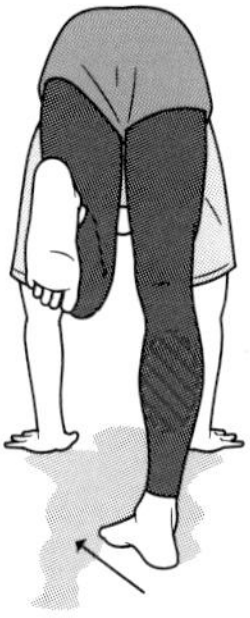

4. 左脚も同様にして、1～3を左右交互に2～3セット行う。床に手をつくのが難しい場合は、椅子を利用してもいい。

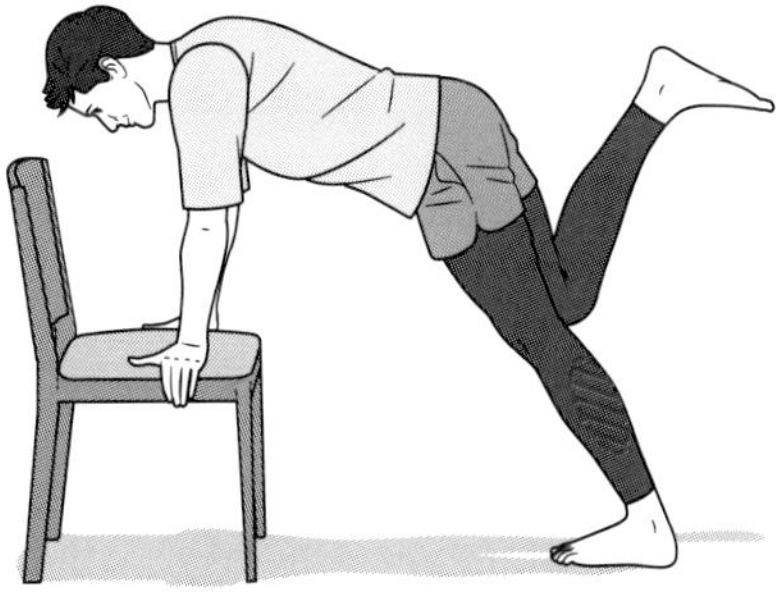

【ウォーキング後のケア】
④ すねの筋肉のストレッチ

1. 正座をする。
2. 左手で左の膝をつかんで、軽く持ち上げて20〜30秒キープ。すねの前脛骨筋をよく伸ばそう。

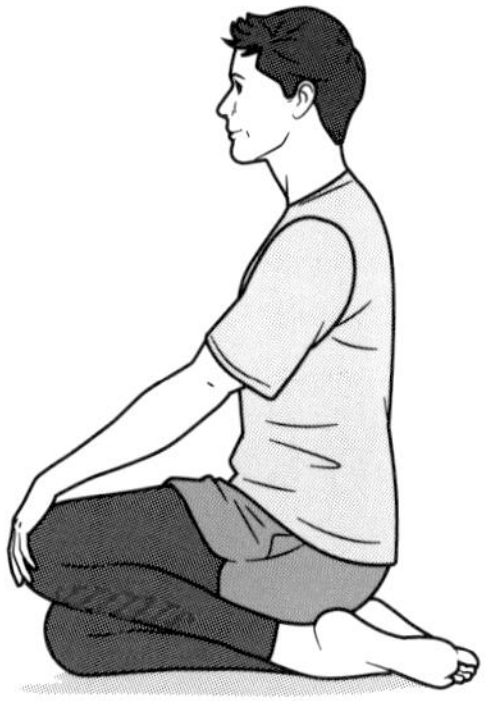

3. 右脚も同様にして、1〜2を左右交互に2〜3セット行う。

第8章

トレーナーが実践する1日14品目食事術

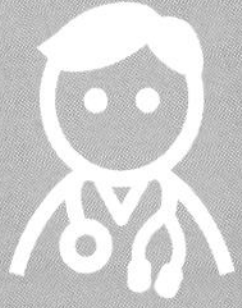

「1日30品目」は時代遅れ 手軽にバランスのよい食事を！

私は「フィジカルトレーナー」という仕事をしています。アスリートだけでなく、一般の方にも身体機能の向上を提案することが役目です。

ですから立場上、自分がケガをしたり、太ったりしてしまうわけにはいきません。腹が出たり、どこかに痛みを抱えたりしているトレーナーが「こうすれば健康になれます」「ケガを予防できます」と、エクササイズや食事の方法を教えても、説得力がないと思います。

「1日14品目」がおすすめなワケ

実は、私は食べることが大好きで、おいしいパンやケーキが大好物です。そうしたものを食べることに関しては、普段からほとんど制限していません。それでも太らずにいられれるのは、定期的に運動をしているのはもちろんですが、食事についても工夫をしているからです。

私が2003年くらいから実践し、提唱しているのが**「1日14品目の食材」**を食べることです。

食事のバランスに関しては、以前の厚生労働省の指針では「1日30品目」をとることが目標となっていました。いまだにこの言葉を信じている人が多いようですが、実は30品目とっている人の多くがカロリーオーバーになることが分かり、今では削除され、「主食、主菜、副菜を基本に食事のバランスを」という表現に変わっています。

それで私は、一般の方にも分かりやすい、1日14品目を実践しています。この14品目の発想は、ある管理栄養士さんと「もっとシンプルに栄養バランスについて伝えることはできないか」と、話をしているときに生まれました。その内訳は、**穀類、豆・豆製品、魚介類、肉類、牛乳・乳製品、卵、果物、海藻類、きのこ類、芋類、緑黄色野菜、淡色野菜、油脂、嗜好品**です。

やり方は、穀類を除く13品目が日に2回ダブらないようにして献立に加えていくというもの。例えば、朝食がご飯とワカメの味噌汁、納豆、ホウレン草のおひたし、そして焼き魚だったとします。ご飯は穀類、ワカメの味噌汁が海藻類、納豆が豆・豆製品、ホウレン

1日にとりたい14品目	
1	穀類
2	豆・豆製品
3	魚介類
4	肉類
5	牛乳・乳製品
6	卵
7	果物
8	海藻類
9	きのこ類
10	芋類
11	緑黄色野菜
12	淡色野菜
13	油脂
14	嗜好品

1日14品目の献立例		
朝食	昼食	夕食
ご飯	卵サンドイッチ（パン）	ご飯
納豆	—	—
焼き魚	—	—
—	—	豚肉ショウガ焼き
—	牛乳	—
—	卵サンドイッチ（卵）	—
—	カットフルーツ	—
ワカメの味噌汁	—	—
—	—	きのこのマリネ
—	ポテトサラダ	—
ホウレン草おひたし	—	—
—	—	キャベツの千切り
—	卵サンドイッチ（マヨネーズ）	—
—	—	ビール

草が緑黄色野菜で、焼き魚が魚介類なので、5品目がカバーできます。残り8品目を昼食と夕食でうまく振り分けて食べれば、ほぼ五大栄養素が網羅できるというわけです。

また、「嗜好品」という項目が入っていることも注目してください。これは「心の栄養」です。もちろん栄養を考えることは重要ですが、嗜好品を我慢することはストレスになります。私もスイーツ類が好きですから、1日に1回だけ食べるようにしています。

辛い日本の食生活には和食だけでなく、中華もあればイタリアン、インド料理に韓国料理など、世界中の料理があります。バリエーションが多彩ですから、14品目は比較的簡単に達成できます。最初のうちは1日で達成しようとするのではなく、「昨日は少しカロリーをとり過ぎたから今日は抑える」、「今週は肉類が不足しているから少し多めに」などと、2~3日や1週間単位で考え、調整してもOKです。

「カロリー計算」は必要ない

こう言うと「カロリー計算は必要ないのですか」と聞かれますが、必要ありません。1日3食、毎回とっていいのは穀類だけで、あとは1日1回にすると、自然と総カロリーを抑えることができます。

ただし、1食の中でパスタにパン、ラーメンにライスといった炭水化物の重ね食べをするのは避けましょう。また、昼にカツ丼やとんかつ定食を食べて夜に牛肉料理といった、1日の中での肉の重ね食べも避けたほうがいいです。一方で海藻類や緑黄色野菜、淡色野菜は、低カロリーで食物繊維や必要なビタミン類がとれるので1日に2~3回食べても大丈夫ですが、そればかりにならないように気をつけてください。

また一つ注意したいのが、油で焼いたり炒めたり、また揚げたりした、油脂類を多く含む料理です。カロリーオーバーに直結するので、これも1日1回にしましょう。サラダにドレッシングをかけたら、その日は揚げ物は控えるという具合に調整してください。

この食事法を私自身が実践して一番感じるのは、風邪を引かなくなったということです。また、仕事が忙しい日でも疲れがたまりにくく、快適です。

適切な栄養補給と適度な運動は体づくりの基本だと言えるでしょう。

極端な健康法に要注意！

世の中には、さまざまなダイエット法や健康法があります。

例えば、「極端な糖質制限ダイエット」や、「食品はできるだけ生で食べる」とか、「牛乳は飲まないほうがよい」というような話が、健康ブームに乗って紹介されています。

しかし、こうした話はどれも「極論」だと言わざるを得ません。

もちろん、体質的に乳製品が合わないという人はいますし、野菜に含まれているビタミンCは加熱に弱いので、熱を通すことで壊れてしまいます。ですが、もちろんアレルギーがなければ牛乳を飲んではいけないことはありませんし、野菜だってさまざまな調理法で加工しても損失しない栄養素はあります。

加熱すると壊れてしまうビタミンCに関しても、生野菜以外から摂取してもいいわけです。フルーツだって構いませんし、ジャガイモやサツマイモなどのイモ類に含まれているビタミンCは加熱調理による損失が少ないので、ビタミンCの摂取にとても向いています。

「〇〇は食べない」「△△しか食べない」は危険

もちろん生野菜自体を否定しているわけではありません。野菜からとれるビタミン、ミネラル、食物繊維、ファイトケミカルなどの栄養素はぜひともとってほしいものです。

食品中のたんぱく質の品質を評価するための数値に「アミノ酸スコア」というものがあります。そのスコアが100の食品は、良質なたんぱく質を効率よく摂取できるのですが、牛乳もその一つに挙げられます。

前述した通り、乳糖をうまく分解できないなど牛乳が体質的に合わない人はいますが、アルコールを分解できない人がいるのと同様で、誰もが「牛乳は飲まないほうがよい」というわけではないのです。体質に合うなら、むしろ飲んだほうがよいでしょう。炭水化物と同様、乳製品も極端に制限するようなことはしないでほしいのです。

誤った情報や偏った情報をもとに極端な食生活を送ると、体を壊してしまう恐れがあります。「〇〇は食べない」「△△しか食べない」というのではなく、いろいろなものを食べてもらえたらと思います。

私がお勧めしているのは、先ほど説明した「1日14品目」というシンプルな食事方法です。1日3回の食事で、トータル14品目を目指していくと、「昼食に肉を食べたから、夜は魚にしよう」「朝はフルーツを一つ足そう」「今日はまだ海藻を食べていないな」などと思うようになり、偏りがなくバランスのよい食生活が送れるはずです。

「脂肪燃焼」食品に効果はあるのか?

この「1日14品目」の食事術に加えて、運動と栄養についてのトピックをいくつか、ここでは補足したいと思います。

まず、「脂肪燃焼サプリメントや脂肪燃焼飲料は効果がありますか?」とよく聞かれます。脂肪燃焼効果があるとされているサプリメントや飲料には、カロニチン、カプサイシン、カフェインなどが含まれていることが多いと思います。

これらの成分はたしかに脂肪燃焼に対して何かしらの作用を及ぼすことが認められてはいます。しかし、脂肪を燃焼させることが目的なのであれば、少し負荷の高いウォーキングなどの有酸素運動をしたほうがはるかに効果は高いのです。

それにサプリメントなどに脂肪燃焼効果があったとしてもほんのわずかで、食べたもののカロリーをチャラにできたり、摂取することでダイエットができたりするレベルではありません。こうしたサプリメントや飲料を摂取することで食べすぎないように意識を高められるならよいですが、過剰な期待をすることは禁物です。

脂肪燃焼を助けるようなサプリメントよりも、運動後はたんぱく質を摂取したほうがいいでしょう。運動時に損傷した筋線維を修復するには、たんぱく質が不可欠。そしてたんぱく質が筋肉に吸収されるためには「**成長ホルモン**」が必要なのですが、運動後、特に筋力トレーニングをした直後の2時間程は、成長ホルモンが多く分泌されている状態です。

この間にたんぱく質を摂取すると、成長ホルモンの作用によって筋肉の修復にたんぱく質が使われる割合が高まります。筋肉量を増やすことができれば、基礎代謝量が上がり、自ずとお腹が凹んでくるでしょう。

繰り返しになりますが、特定の食品を完全に食べなかったり、それればかりを食べたりといった偏った食事法やダイエット法はお勧めしません。それよりも、バランスのよい食事と適度な運動が、健康的な体を手に入れることへの近道なのです。

第9章

体が硬い人はストレッチしたほうがいい？

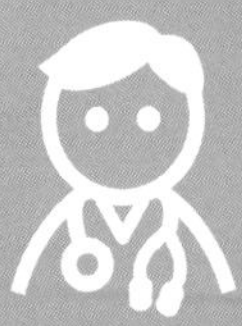

「前屈ができない＝体が硬い」は思い込みだった！

体が柔らかいことに対して、「若々しい」という印象を持つ人は、意外と多いかもしれません。

そのためでしょうか、「自分は体が硬い」と思っている人が、体の柔らかさにあこがれて、過剰に柔軟運動をやろうとしてしまう傾向があるようです。それでは逆に、ケガをしてしまう恐れもあります。

ただ、「体が硬い」とひと言で言っても、実は、全身すべてが硬いという人は、そうはいません。

たいていは、硬い部分と、そうではない部分があるはずです。

大切なのは、どの部分の筋肉が硬くなっているのかをチェックし、そこをストレッチで柔らかくすることなのです。

全身の筋肉をチェックすると、硬くなっている部分と、適度な柔軟性を持っている部分のほかに、柔らかすぎる部分も見つかったりします。柔らかすぎる部分は、ストレッチをする必要はありません。

「前屈ができない＝体が硬い」は間違い

体がどれぐらい柔らかいかを調べるためには、立った状態で前屈をすればいいと思っている人も多いでしょう。体が柔らかい人は床や足先に手が届き、そうでない人は体が硬いと判断してしまうのです。

ところが、前屈で床や足先に手が届かないのは、筋肉で言えば、**お尻の大殿筋や太もも裏側のハムストリングス**が硬くなっていることが多いのです。もしかしたら、ほかの部分の筋肉には十分な柔軟性があるかもしれません。

一部の筋肉が硬すぎる一方で、一部の筋肉が柔らかすぎるような状態では、体の安定性が損なわれます。

ただ、全身すべての筋肉が硬ければ体が安定していいかというと、そうとも限りません。日常生活の動きはもちろん、スポーツをするにしても、体に柔軟性があるほうがケガをしにくく、動きも滑らかで、健康的に過ごせることは確かです。

やはり、硬くなっている筋肉を見つけ、その部位のストレッチをして柔らかくすることが重要なのです。

硬くなりやすい「4つの筋肉」

それでは、一般的に硬くなりやすいと言われている「4つの筋肉」の柔軟性のチェック方法について紹介しましょう。

1 ハムストリングス（太ももの裏側）
2 大腿四頭筋（太ももの表側）
3 大殿筋（お尻）
4 股関節内転筋群（内もも）

実際に試してみると、意外と自分の体は硬くないことに気づきます。特に、股関節内転筋群については、脚を90度程度開ければ十分です。

【筋肉の柔軟性チェック】
①ハムストリングス（太ももの裏側）

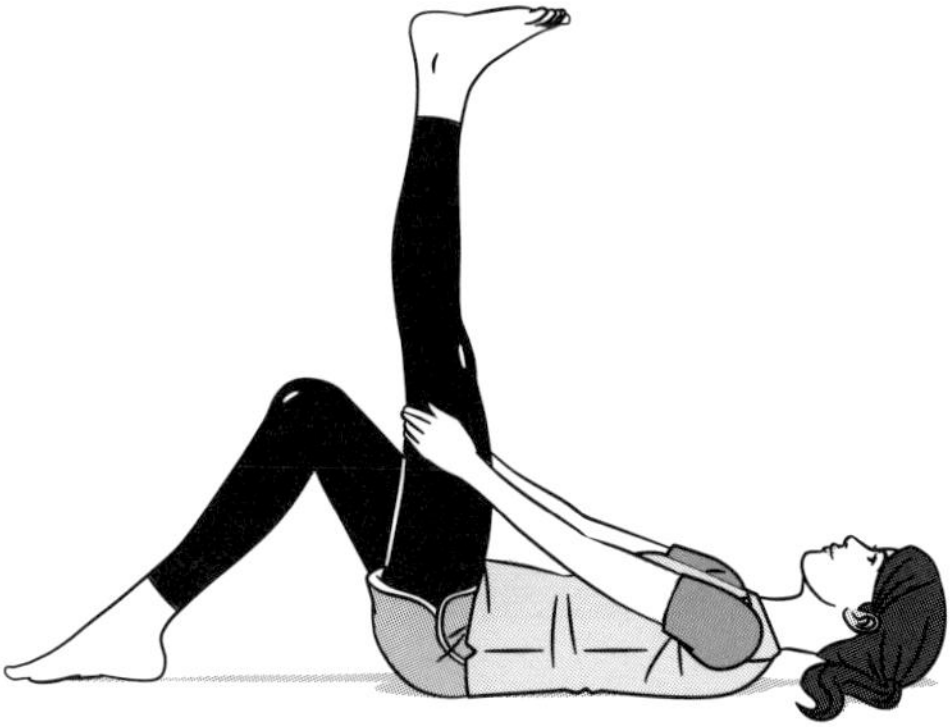

仰向けになり、片脚を伸ばしたままゆっくり持ち上げていく

・床に対して90度まで上がる　→　適度な柔軟性がある
・90度まで上がらない　→　筋肉が硬くなっている

【筋肉の柔軟性チェック】
②大腿四頭筋(太ももの表側)

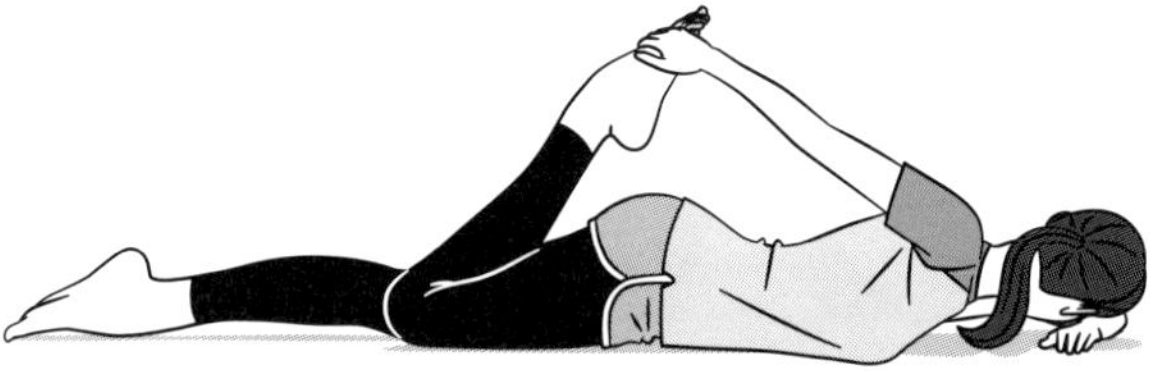

うつ伏せの状態から、膝を曲げて脚を持ち上げていき、
同じ側の手で持つ

・無理なく足を持てる　→　適度な柔軟性がある
・足が持てない　→　筋肉が硬くなっている

【筋肉の柔軟性チェック】
③大殿筋（お尻）

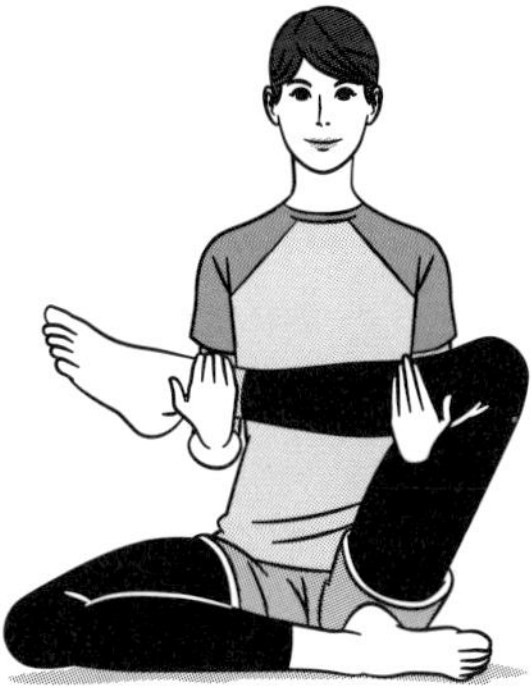

背筋を伸ばし、あぐらをかくようにして座り、片方の脚のふくらはぎと足首を両腕で抱えるようにして持ち上げる

・すねが床と平行な状態を楽に保てる　→　適度な柔軟性がある
・すねが床と平行になるまで持ち上げられない　→　筋肉が硬くなっている

【筋肉の柔軟性チェック】
④股関節内転筋群（内もも）

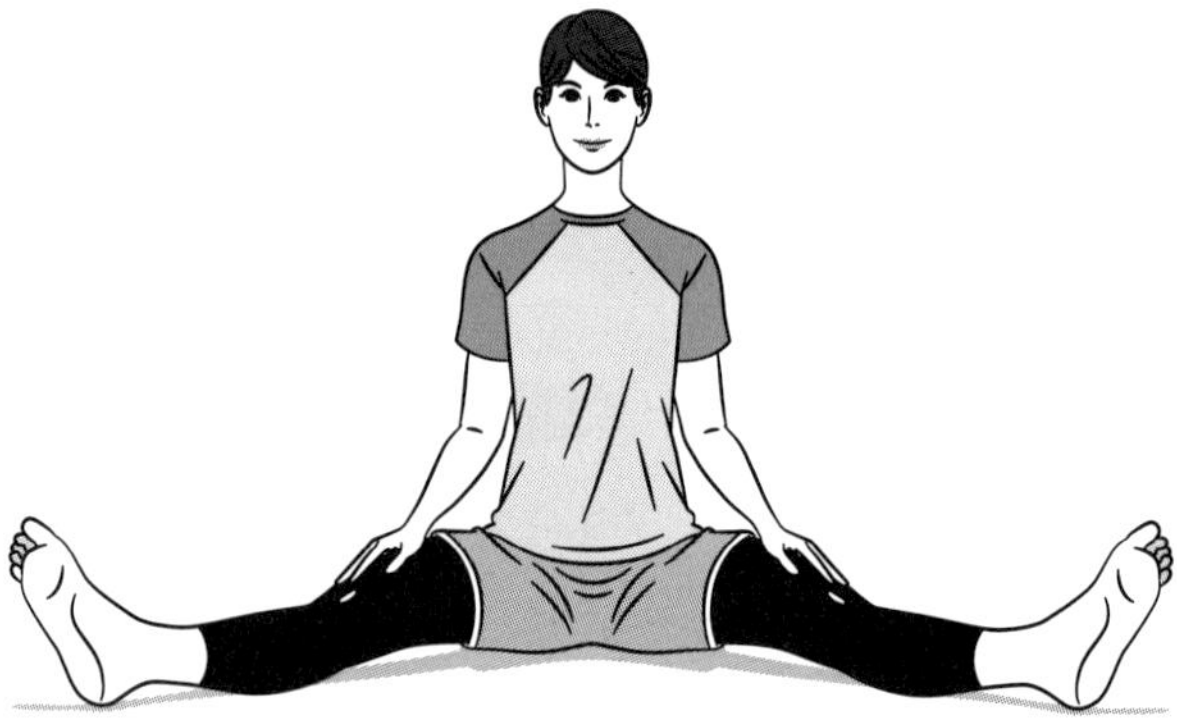

脚を前に伸ばして座り、そのまま股関節を開き、背中を真っすぐに伸ばす

・股関節を90度開ける　→　適度な柔軟性がある
・股関節を90度開けない　→　硬くなっている

太ももの表側、裏側、お尻、内ももの筋肉については、左右それぞれをチェックしてみて、もし左右のどちらかが極端に硬くなっている場合は、硬いほうを重点的にストレッチして柔らかくしていきましょう。左右で柔軟性に差があると、体の安定性にも影響が出てきてしまうからです。

動かしやすい部位のストレッチだけで満足するのはNG!

筋肉に張りやコリを感じたときに、ストレッチをする人は多いでしょう。

仕事の合間などにやる人もいるかもしれません。

ただ、間違ったストレッチではかえって逆効果になることもあるので注意が必要です。

張りやコリを感じやすいのは、仕事中にパソコンで長時間作業したり、通勤途中に夢中になってスマートフォンの操作をしたりする場合です。

つまり、同じ姿勢を続けることが問題なのです。

また、日常生活の中で歩く距離が減り、家事などで体を動かすことも少なくなり、それが筋肉を硬くしやすくする原因にもなっています。

座ったままの姿勢で長時間にわたって仕事をする人は、**肩甲骨周辺の筋肉**が硬くなりがちです。

筋肉は、使わなければ、その能力が衰えていくと同時に、柔軟性も失われていきます。

つまり、体はどんどん硬くなってしまうのです。

柔軟性を回復させるためにストレッチをするのはよいことです。

これは、フィジカルトレーナーという私の仕事柄、みなさんに積極的にやってもらいたいことだと思っています。

ただ、一般の人が自己流で行っているストレッチには、いくつか見直したほうがいい点があるのも事実です。

可動域の限界を超えたストレッチは靭帯や腱を痛める

仕事中にオフィスなどで、肩や首などの「**静的ストレッチ**」をやろうとする人は多いでしょう。

同じ姿勢を長く続け、凝り固まった筋肉を静的ストレッチでゆっくりと引き伸ばし、刺激を加えると、一時的ですが気持ちがよくなることは確かです。

静的ストレッチは、定期的に行えば体の柔軟性が回復し、凝り固まった筋肉が柔らかくなるでしょう。

しかし、冬の気温が低い時期などは注意が必要です。

筋肉が冷えた状態で過剰な力で無理に引き伸ばすと、関節の可動域の限度を超えてしまい、筋肉だけでなく、靱帯や腱にも大きな負担がかかり、傷めてしまう可能性が高くなります。

ですから、**寒い季節は、運動後や、お風呂から上がったあとなど、まだ体が温かいうちに行う**のがいいでしょう。

また、肩こりの解消のためには、64ページで解説しているように、静的ストレッチではなく動的ストレッチを行うほうがより効果的です。

動かしづらい部位こそ入念にストレッチ

また、ストレッチでよくあるもうひとつの間違いとしては、**自分が知っているストレッチばかりを繰り返してしまう**ことです。

すると、ストレッチをよくする部分だけが柔らかくなり、体のなかで部位ごとに柔軟性の差ができてしまいます。

筋肉は、収縮することで力を発揮します。その際、反対側の筋肉は引き伸ばされることになります。引き伸ばされる側の筋肉が硬いと、そこが無理に引っ張られて負担がかかり、ケガの原因になります。

自分が知っているストレッチばかりを繰り返すのではなく、硬くなっている筋肉をきちんと伸ばすストレッチをしなければなりません。

ところが、いざ試してみると、硬くなっている筋肉を伸ばすのは難しいため、「このストレッチはいいか」とあきらめてしまい、結局、自分が伸ばしやすい部位ばかりストレッチしてしまうことになるのです。

こうした筋肉の柔軟性のアンバランスは、自分が知っているストレッチのバリエーションが少ないことも原因です。一度、トレーナーなどの専門家に見てもらい、どこの筋肉が硬いのかチェックしてもらうといいでしょう。

そして、今なら、筋肉の名前を入力すれば、インターネットの検索で、いろいろなストレッチのやり方を自分で見つけることができます。

ひとつの部位を伸ばすにしても、いくつかの方法を試してみて、自分に合ったものを取り入れるといいでしょう。

なお、座ったままの姿勢で長時間の仕事をする人は、肩や首、腰などの周辺の筋肉が硬くなりがちです。椅子に座ってオフィスでもやりやすいストレッチもあるので、ぜひいろいろと試してみてください。

筋肉を伸ばすだけのストレッチは準備運動にならない?

パソコンで長時間仕事したり、車や飛行機などで長距離移動したりすると、同じ姿勢を続けていたせいで筋肉がこわばることがあります。

また、1日の始まりである朝、ベッドから起きようとしたときにも、筋肉がこわばっていることがあります。これは、寝ているときにあまり寝返りを打たず、同じ姿勢を続けてしまったせいかもしれません。

人間は年齢を重ねていくと、筋肉量が減少するだけでなく、筋肉の柔軟性も失われていきます。ですから、筋肉がこわばったときに適切なケアをしなければ、ますます筋肉が硬くなってしまうのです。

筋肉量が減った状態で、同じ姿勢を続けていると、一部の筋肉で体を支えようとするため、そこに負荷がかかり、血流が悪くなってこわばりが起きやすくなります。そのため、**筋肉を柔らかくすることと、筋トレで筋肉量を増やすこと**は、セットで考えなくてはなりません。

筋肉を柔らかくするために、多くの人が思いつくのがストレッチでしょう。

これまでお話ししてきたように、肩こりなどでこわばった筋肉をほぐし、柔らかくするためには、動的ストレッチが有効です。動的ストレッチで筋肉を大きく動かし、血流をよくすることで筋肉がほぐれていくのです。

動的ストレッチと静的ストレッチは、それぞれ役割が違います。適切なタイミングで、適切なストレッチをやることが大切です。

静的ストレッチでは準備運動には不十分

動的ストレッチの出番と言えば、ほかに「**準備運動**」があります。

準備運動というと、多くの人は、立った状態で行う前屈や、アキレス腱伸ばしなどを思い浮かべるかもしれません。でもこれらは、ゆっくりと筋肉を引き伸ばす静的ストレッチです。

準備運動は、英語で言うと「**ウォームアップ**」です。つまり、スポーツなど激しい運動を本格的に行う前に、体を温めるために行うものです。

ウォームアップのために必要なのは、**筋肉の温度を上げ、血流量を増やし、心拍数を上げて心臓の準備をすること**です。加えて、関節の動きをよくして可動域を増やすために、関節から滑液《かつえき》をよく出すことが必要です。

静的ストレッチでは、筋肉をゆっくり伸ばすことで関節の可動域を一時的に広くできますが、心拍数や体温を上げたり、滑液を分泌させることにはほとんど役に立ちません。

こうした準備運動は、古い車を走らせる前に、エンジンのアイドリング（空ぶかし）をして温めることに似ています。車に興味のない人はあまりピンとこないかもしれませんが、古い車をいきなりエンジン全開で走らせると、いろいろな部品にかかる負担が大きくなり、故障の原因になります。

人間も同様で、特に年齢を重ねている場合は、いきなり激しく運動するとケガにつながる危険性が高くなります。

ウォームアップは、何もスポーツの前だけに有効なのではありません。

例えば、朝、ベッドから起き上がって、仕事を始めるまでの間に、動的ストレッチによって血液の巡りをよくすれば、脳に酸素や栄養素がいくようになり、仕事の作業効率がかなり上がるはずです。

仕事中に、筋肉にこわばりを感じたときなどにも、有効でしょう。

それでは、オフィスや家でやる動的ストレッチは、どのようなものがいいでしょうか。肩がこったときには、66ページで紹介しているように、肩甲骨周りの動的ストレッチがいいでしょう。

静的ストレッチは運動後や就寝前に

それでは、静的ストレッチはどのようなタイミングで行えばいいでしょうか。
運動後に静的ストレッチを行うと、筋肉が伸びて柔らかくなります。筋肉の温度が上がると、細胞の粘性が低くなるので、伸ばしやすいのです。入浴中や入浴後でも、伸ばしやすく感じるでしょう。

また、関節が硬い人は、筋肉が緊張して固まって血行が悪くなっていますが、周辺の筋肉を静的ストレッチで引き伸ばせば、緊張がほぐれて血行がよくなります。

筋肉は、収縮するときに大きな力を出すので、運動後の筋肉は縮んで短くなっていることもあります。静的ストレッチを行ってそれを伸ばしてあげると、体がクールダウンし、興奮状態が治まります。

就寝前にも、太ももや背中などの大きな筋肉を静的ストレッチでほぐしてやると、やはりクールダウンの作用が働き、副交感神経が優位になってきます。そのため、寝つきがよくなって、疲れが取れやすくなるのです。

運動の前や仕事前、そして仕事中には動的ストレッチ、運動後や風呂上がり、そして寝る前には静的ストレッチと使い分けていきましょう。

第10章

健康的にやせるための食事・運動とは？

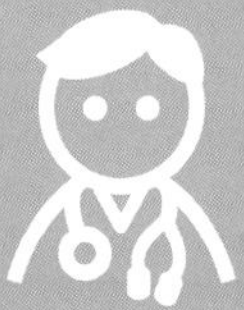

お腹や二の腕の「部分やせ」は本当にできる？

「楽をしてやせたい」というのは、女性の永遠の夢でしょう。

女性に多い皮下脂肪型肥満を解消するためには、筋トレと有酸素運動をじっくり続けなければならない、とすでにお話ししました。

そんなに手間や暇をかけるのではなく、手っ取り早く二の腕や太もも、お腹の脂肪をとることができたらどんなにいいか、と思うかもしれません。

ですが、それは不可能です。

特定の部位の脂肪だけを落とす「**部分やせ**」ができたらいいのに、と思う人は多いでしょう。そんな人の気持ちを巧みに利用して、部分やせをうたった本や雑誌、運動補助器具、衣類などがたくさん発売されています。

そのどれもが、部分やせの効果を裏づけるようなもっともらしい理屈が添えられています。ですが、結論から言えば、**部分やせは原理的に不可能**なのです。

体全体の脂肪がエネルギーとして使われる

多くの人は、やせたい部分を一生懸命に動かせば、そこの脂肪が落ちると思っているかもしれません。

また、脂肪がついている部分をマッサージしたり、もみほぐしたりすることで、脂肪が落ちるような説明を目にすることもあります。

しかし、これは間違った考え方です。

お腹を凹ますために腹筋運動をしたり、二の腕を細くしたいから肘を後ろに伸ばす運動をしても、効率は悪いでしょう。

気持ちは分かりますが、どうしてそうならないかについては、脂肪が分解されてエネルギーとして使われる仕組みを考えれば、理解できるはずです。

体全体に蓄えられている体脂肪は、分解されて脂肪酸となり、それが血液中に溶け出し、血管を通ってエネルギーを必要としている筋肉に運ばれます。そして、脂肪酸が水と二酸化炭素に分解されるときに、エネルギーが発生します。

このように、**運動すると体全体に蓄えられている体脂肪が少しずつ使われる**のであって、動かしている筋肉の上についている脂肪だけが優先的にエネルギーとして使われるのではありません。

もし、動かしている部分の皮下脂肪がエネルギーとして優先的に使われるのであれば、しゃべっているだけで、口の周りがどんどんやせていってしまいます。そのようなことは起こらないのです。

腹筋運動をしてもお腹は凹まない

脚を動かしても、腕を動かしても、腹筋運動（シットアップ）をやっても、部分やせは実現できません。

お腹を引き締める目的で腹筋運動をするのは、悪いことだとは言いません。確かに、腹筋運動をすれば、筋肉量が少しは増えるでしょう。筋肉量が増えれば、代謝が上がるはずです。

ですが、筋肉量を増やすことが目的で筋トレをするのなら、下半身の筋トレのほうがずっと効率がいいのです。

何度もお話ししたように、下半身にはお尻や太もものように大きな筋肉があるので、筋

腹筋運動では効率が悪い

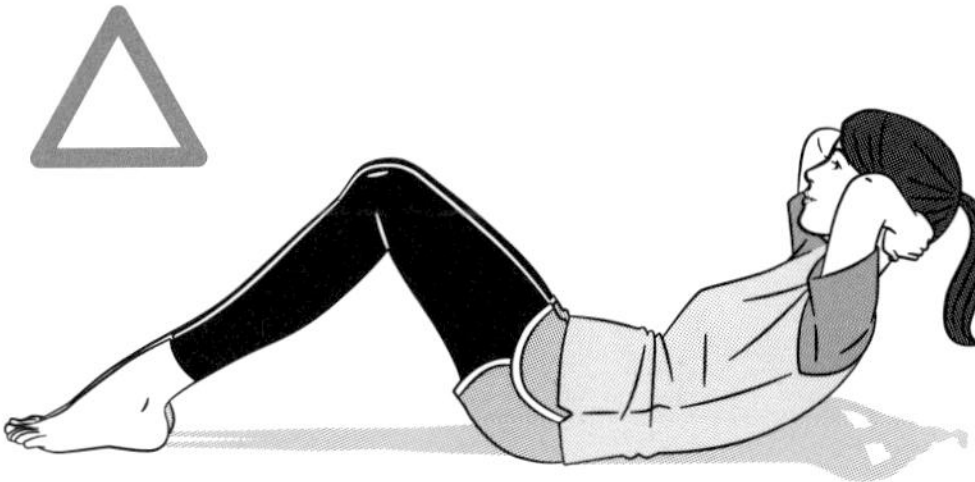

腹筋運動では体表に近い薄い筋肉しか鍛えられないので筋肉量があまり増えない。
筋肉量を効率よく増やすには、大きな筋肉が多い下半身を鍛えたほうがよい。

肉量を早く増やすことができるからです。

ただし、ある特定の部分に脂肪がつきやすい、あるいは落ちやすい、といった話はよく聞きます。そのため、部分やせができるのではないか、と信じてしまうのでしょう。

しかし、部分的な脂肪のつきやすさは、体質によるものです。

例えば、太るときは顔から太っていく人もいれば、お腹周りから太っていく人もいます。

やせるときも同じです。

それは体質によって決まっているので、努力しても変えることはできません。それが人の個性なのです。

ですから、部分やせで手っ取り早くやせ

ようとするのではなく、筋トレと有酸素運動を気長に続けて、健康的にやせることのほうが、ずっと大切なのです。

筋肉をつけるためにはたんぱく質と糖質！

部分やせで手っ取り早くやせることができないのであれば、食事制限で体重を落とすしかない、と思う人もいるかもしれません。

確かに、「体重」という数字ばかりに固執するのであれば、野菜を中心とした「粗食」にしたり、何日か食事を抜く「断食」などが手っ取り早いでしょう。

ですが、すでにお話ししたように、粗食や断食では健康的にやせることはできません。それどころか、逆に健康を損なう恐れもあります。

健康的にダイエットするためには、運動と休息が大切です。そして、運動をしっかり行って、ケガをしない体を作るためには、栄養補給にも気をつけなければなりません。

運動の疲れを持ち越さないことも大切

私は、フィジカルトレーナーとしてアスリートを指導する際には、「疲労回復」についても十分に注意して気を配るようにしています。

強度の高い運動をしたあとは、筋肉の線維も小さな損傷を受けます。

損傷した筋肉をなるべく早く修復するためには、たんぱく質をしっかり摂取することも大切です。

こうした体のリカバリーを行うことで、疲れを翌日に持ち越さずに済むからです。

長距離の陸上選手でしたら、体重1kg当たり最大で1・8g程度のたんぱく質を1日にとるように指導しています。体重50kgの選手であれば、90gです。

一般の人であれば体重1kg当たり最大で1g程度でいいと思います。

理想的には、運動をした2時間以内に、高たんぱく質の食事をとるようにすると、リカバリーがスムーズに行われます。

また、リカバリー目的だけでなく、筋肉量を増やすためにも、たんぱく質の摂取は重要です。

もともと筋力が不足している女性が筋トレに取り組んでいるのであれば、もちろんたんぱく質を食事でしっかりとらなければなりません。

たんぱく質をとるときに気をつけなければならないのが、脂質のとりすぎです。「たんぱく質だから」と肉ばかりに頼り過ぎると、調理法にもよりますが、どうしても同時に脂質を多くとってしまいます。

肉類だけでなく、魚や豆類、それに卵や乳製品など、動物性と植物性のたんぱく質のバランスを考えて食べるようにすれば、脂質のとりすぎを防げるでしょう。

そして、なるべく3食に分けてバランスよくたんぱく質をとったほうがいいので、例えば、体重が60kgの人であれば、1食当たり20gを目安にするといいでしょう。

和食の一般的な朝食として、「焼き魚、ご飯と味噌汁、納豆や卵」を食べると、だいたい20gのたんぱく質が含まれていると言われています。

また、一般的に、肉にしても魚の切り身にしても、おおよそ手のひらサイズがたんぱく質20gだと言われていますから、それも目安にしてください。

糖質もきちんととろう

一時期、ダイエットを目的とした糖質制限の食事が流行していました。確かに、炭水化物をはじめとした糖質を制限すれば、体脂肪が消費されて体重は減ります。

しかし、糖質というのは人が生きていく上でなくてはならない栄養素です。糖質は、筋肉を動かすためのエネルギー源になります。それだけでなく、**糖質は筋肉へのたんぱく質の取り込みを促進する作用がある**のです。

たんぱく質だけをとった場合に比べて、糖質とともに摂取した場合に、食後の筋肉の合成反応が約2倍に増大したという研究報告もあるそうです。［J Clin Endocrinol Metab. 2000;85(12):4481-90］

ただし、いくらたんぱく質や糖質が重要だと言っても、それだけを重点的に食事でとっていればいいということではありません。

どんな場合も言えることですが、なるべく多くの食材からたくさんの栄養素を複合的に摂取するのが大切なのです。

たんぱく質、炭水化物、脂質という「三大栄養素」はもちろん、ビタミン類やミネラル類も含めた「五大栄養素」をバランスよくとる必要があります。

これらは、それぞれ単独で役割を果たすのではなく、互いに影響し、補完し合いながら働くものだからです。

偏った栄養摂取では、健康的な体づくりはできません。ダイエット目的で食事を減らすことではなく、どのように食べ方を工夫すればバランスがとれるのかを考えましょう。

第11章

年々感じる「体力の衰え」の正体とは？

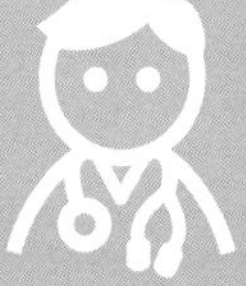

楽をして、体力が落ちる…という悪循環から抜け出そう

人は誰しも、年齢を重ねると、体の動きが悪くなっていきます。

いつものように電車に乗って会社に行き、また電車に乗って家に帰ってくるだけでも、「なんだか体が重いな。疲れやすくなったな」と感じることもあるでしょう。そんなことから**「体力の低下」**を自覚する人は多いと思います。

体力が衰えたと思うと、今度は、できるだけ疲れない方法で行動しようと考えがちです。階段をあまり使わなくなり、歩いて10分の距離でもタクシーを使ったり、買い物は全部ネットで済ませたり……。

実は、最近は世の中が便利になり、日常の活動量が減っていて、それが体力や筋力の衰えにつながっているのです。

日常の活動量が減ると、筋肉が使われる機会が減ります。すると、血液の循環も活発でなくなり、筋力が衰えて、さらに疲れやすくなります。この悪循環に陥ってしまうと、体

力の衰えがますます加速していきます。

体力とは、筋力、心肺持久力、筋肉の柔軟性

そもそも、日常生活でよく口にする「体力」とはなんでしょうか？

体力は、「**筋力**」と「**心肺持久力**」、そして「**筋肉の柔軟性**」などを合わせた総合力だと言うことができます。

体力がある状態というのは、筋肉を持久的に動かして力を出すために、心肺機能が効率的に働いて、たくさんの酸素を体内に取り込むことができる状態を指します。

それに加えて、運動後にストレッチを行うなどして、筋肉に適度な柔軟性を持たせることも大切です。運動後に筋肉が硬いままだと、疲労を感じやすいでしょう。

体を動かす、つまり筋肉を使うと、血行がよくなります。すると、必要な栄養や酸素を体全体にまで行き届かせることができます。また、代謝によって作り出された不要物質などの排出も促せるので、それが体全体の健康に貢献するのです。

それでは、体力を維持したり、あるいは衰えた体力を回復させたりするためには、どうしたらいいのでしょうか。

体力の維持のためには、いかに疲れることをするかが大切です。まずは、生活の中で楽をすることをやめて、積極的に体を使うことを心がけましょう。その上で運動をして、筋肉に普段の生活以上の刺激を入れることが効果的です。

例えば、たった1階分なのに、階段を使わずにエレベーターやエスカレーターを使う人をよく見かけますよね。それでは体力は衰える一方です。

企業や地方自治体では、省エネと健康のために「2アップ 3ダウン」を推奨しているところがあります。これは、2階分上がる、または3階分下るためには、階段を使いましょうという意味です。

私はこれをさらに進めて、**上下4階分は階段を使うことをお勧めします**。階段を上るときには、足の裏にしっかり体重をかけて、一段跳ばしで上るのもいいでしょう。すると、殿部（お尻）の筋肉群に刺激が入り、鍛えることができるからです。こうすれば、1階分であってもそれなりの刺激になります。

また、駅やオフィスなどで必ず階段を利用する習慣を身につければ、1回の刺激は少なくても、繰り返すことで効果を期待できるというわけです。

加齢とともに衰える下半身を自重筋トレで鍛えよう

もともと日常の活動量がとても少なく、極端な運動不足になっている人にとっては、階段を使う習慣を身につけることで、体力が少しずつ回復していくでしょう。

しかし、しばらくして階段を使うことが自分の体にとって当たり前になってくると、それでは不十分になります。日常生活の中で筋肉に刺激を入れて鍛えるのは、必要最低限の筋力を維持する程度のものだと考えてください。

健康のためには、筋肉に日常生活以上の刺激を入れるために、自分の体重を負荷にした「自重筋力トレーニング」を取り入れましょう。

特に、年を取ると大きな筋肉が集中する下半身が衰えてくるので、44ページで紹介している下半身の筋トレに取り組んでみてください。

それでは、筋力以外の残りの2つ、心肺持久力や筋肉の柔軟性を高めるためには、どうしたらいいでしょうか。

心肺持久力については、まず日常生活で積極的に歩きましょう。徒歩15分以内の範囲であれば必ず歩く、などと決めるのがいいと思います。

そして、足を前に出すときに、足裏全体で道路をとらえて、後ろに蹴り出して進むということを意識してください。

もちろん、ウォーキングやジョギングなどの有酸素運動も有効です。早足のウォーキングと普通の歩行を交互に行う「**インターバル速歩**」もお勧めです。負荷が異なる運動を交互に繰り返すことが、心肺機能を高めるのに役立つからです。

運動不足の人は、ウォーキングや軽いジョギングから始めて、少しずつ運動負荷を高めていくと、無理なく心肺持久力を伸ばしていくことができます。

そして、自重筋トレや有酸素運動のあとに静的ストレッチを行うことで、筋肉の柔軟性を高めることができます。**筋肉をいたわるように、反動をつけずに筋肉をゆっくり伸ばしてください**。

太ももの表側や裏側、お尻、ふくらはぎ、すねなど、下半身の筋肉で特に硬いと感じられるところを重点的に行うのがお勧めです。

年を取ると、筋肉の柔軟性が低くなり、関節の可動域も狭くなってきます。すると、体を動かしにくくなり、普段の動作も小さくなって、日常の活動量も落ちてしまうのです。それも体力低下の一因でしょう。

入浴後の体が温まったときや、寝る前などにストレッチをすると、筋肉の柔軟性が高まるのと同時に、寝つきもよくなります。ですから、運動しない日にも静的ストレッチを行うメリットはあると言えるのです。

イメージ通りに体が動かない…年を取ると衰える「巧緻性」って？

人は誰でも、年齢を重ねると体の動きが悪くなってきます。

例えば、何もないところでつまずいたり、階段の上り下りでバランスを崩しそうになったり、お釣りを受け取ろうとしてお金を落としてしまったり、という経験はないでしょうか？

つまずいたら、「脚の筋力が衰えたのかな？」と思うかもしれません。ですが、それだけではないのです。

これは、頭の中でイメージした通りに体を動かす「**巧緻性**《こうちせい》」と呼ばれる能力の問題でもあると私は考えます。

体を動かすときには、頭の中のイメージを実現するために、脳から指令が出て筋肉が動き、ひとつの動作が完成します。年を取るとこの一連の働きが低下して、体が思い通りに動きにくくなるのです。

つまり、巧緻性には、神経系の伝達も大きく関わっています。子どものころから工作や絵画が得意な人がいますよね。手の指をうまく動かして、頭の中のイメージを具体的に表現するためにも、巧緻性が必要です。手先が器用なのは、神経系の伝達がうまくいっているということです。

年を取ると、やはり手で細かい作業をするのが難しくなってきます。それも巧緻性の衰えなのです。

脳と神経伝達系を鍛えるのも運動！

頭の中でイメージした通りに体が動かなくなり、立つ、歩くといった基本的な日常動作にも支障が出てきたら大問題ですよね。

巧緻性の衰えは、どうすれば防げるのでしょうか？

実は、歩いたり、階段を上り下りしたりといった普段の動作でも、脳は莫大な量の情報を処理しています。その最大の仕事は、片脚立ちになったときにバランスを崩さないようにすることです。

バランスを保つためには、視覚や足の裏の感覚、筋肉からの情報と、三半規管（前庭系）からの情報を小脳で処理し、骨格筋を動かす指令を大脳から出す必要があります。

不安定な姿勢から回復しようとして筋肉を動かしたあとも、小脳が情報をチェックして、うまくいっていなければ、大脳から修正指示を出します（こうした一連の運動を、医学的には「協調運動」と言います）。

歩くという動作でさえ、多くの情報を小脳と大脳が瞬時に連携して処理しています。高齢になると、この神経伝達系が衰えることで、巧緻性が低下してくるのです。

筋肉の衰えであれば、筋力トレーニングをすれば対策できます。一方で、脳と神経伝達系を衰えさせないようにするためにも、やはり運動するのがいいのです。

脳を鍛えると言うと、パズルのようなものを解くイメージがあるかもしれません。しかし、巧緻性の衰えを予防するなら、**運動によって脳に多くの情報を処理させて、それを神経系が筋肉に伝えるということを繰り返す**ことが重要なのです。

積極的に歩いたり、走ったり、あるいは家の中で片脚立ちすることでも巧緻性を保つことに役立ちます。つまり、あえて体が不安定な状態を作り出すことが大切なのです。

体が不安定になる状態を作るためにお勧めなのは、バランスボールです。また、筋トレなら、片足を前に出して体重を乗せる「**フロントランジ**」のような種目でも、体が不安定な状態になるのでいいでしょう。

なお、マシントレーニングのように、体を安定させた状態で行う筋トレよりも、自分の体重を使ったトレーニングのほうが、巧緻性を保つには役立ちます。

幼少期に身につけた巧緻性は衰えが少ない

年を取るにつれて巧緻性が衰えてくることは問題なのですが、一方で、最近は子どもたちの巧緻性が低下してきていることも問題だと言えます。

実は、巧緻性は幼少期に一番発達します。特に「ゴールデンエイジ」と言われているのが、6歳から12歳くらいの間です。それが、神経系が最も発達する時期なのです。

さらに付け加えると、12歳くらいからは心肺機能が大きく発達し始め、16〜17歳くらいからが筋力が発達し始める時期だと言えます。

昔は、**木登りをしたり、公園のジャングルジムで遊んだりすることで、自然と巧緻性が身についていました**。特にジャングルジムは最適です。登ったり降りたり、潜って抜けたりするときに、「どの場所を抜けたら一番早く目的の場所に行けるか」などを考えたりすることが、巧緻性を高めることに役立ちます。

体を巧みに動かす能力は、神経細胞と神経細胞がつながることで発達していきます。そして、幼少期にできた神経のつながりは、大人になってもずっと残ります。一度、自転車の乗り方を覚えてしまえば、しばらく乗っていなくても、自転車にまたがればすぐにこぎ出せるのもそのためです。

幼少期に巧緻性が培われていると、思うように体が動かせますから、その後にスポーツを始めたときも、スキルを習得するのが簡単になります。

しかし最近は、外遊びをすることが少なくなったので、子どもの巧緻性が低下し、それがそのまま、大人になってからの巧緻性の低下につながっています。

鉄棒の逆上がりができない子どもが増えていますが、実は親も自分ができないから教えられなかったりするのです。

それでは、幼少期に巧緻性をあまり獲得できなかった人は、スポーツをやってもうまくならないのでしょうか？　私は、そんなことはないと思います。

それまで未経験だった人が、40歳を過ぎてからゴルフやテニスを始めた場合、最初はぎこちない動きかもしれませんが、練習していくうちに素早く、スムーズな動きでプレーできるようになるはずです。プロ選手並みとはいかないかもしれませんが、巧緻性は高められると言えるでしょう。

40歳を過ぎてからでも、巧緻性が衰えないように運動するだけでなく、スポーツを通じて巧緻性を高めることも可能なのです。

「もう年だから……」とあきらめるのではなく、できる限り体を動かして、健康な状態を保っていきましょう。

第12章

Q＆Aで学ぶ「効果的な運動」とは？

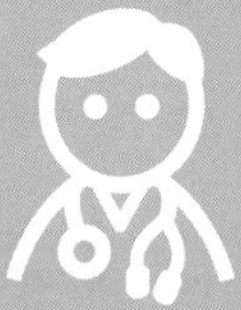

Q. ウエストから下についた余分な脂肪を落とすために、1日1万歩弱、早足で、姿勢を気にしながら歩いていますが、なかなか落ちません。

（40代後半女性）

余分な脂肪を落とすために運動するのはいいことです。ですが、成果が出ていないということは、この程度のウォーキングでは運動強度が低くて、脂肪の燃焼効率が悪いということでしょう。歩くときに姿勢に気をつけても、それで運動強度が上がるわけではないのです。

人は誰でも20代をピークに筋肉量が年に1％程度の割合で減っていきます。特に下半身の大きな筋肉群が減ってくると、基礎代謝が下がってきます。それで下半身の脂肪がつきやすくなってきたと考えると、大殿筋から大腿部の大きな筋肉群を鍛えて基礎代謝を上げるような運動を行ったほうがいいですね。24ページで紹介しているスクワットなどのエクササイズが簡単で手早くできるはずです。

併せて、強度の高い有酸素運動を行うと、効率的に脂肪を落とすことができます。40代後半の方であれば、ジョギングをやるのもいいですね。そうすれば時間が短くてすみますから。

ランニングまではやりたくない、ウォーキングがいいという方は、運動強度が低いので、摂取カロリーのコントロールが必要になってきますし、筋肉を作るための栄養バランスが整った食事にしなければなりません。

筋肉を作る材料である、たんぱく質もしっかりとって運動をするようにしてください。

A. スクワットと運動強度の高い有酸素運動で、下半身の脂肪を落としましょう。

Q. 整形外科で脊柱管狭窄症と言われましたが、軽い運動は続けるよう指導されました。どのような運動がよいのでしょうか。（60代後半男性）

脊柱管狭窄症というと、安静にしていたほうがいいというイメージがあるかもしれません。しかし、症状によっては、運動で脊柱周辺の筋肉を強化したほうがいい場合もあります。ただ、この方の場合、医師から「軽い運動を続けるように」とアドバイスされたのは、それで症状が大幅に改善されるという意味ではないのだと思います。

脊柱管狭窄症で少しでも痛みを感じていると、外出などもおっくうになり、日常の活動量が減ってしまいます。60代後半という年齢も考慮すると、活動量が減ることによる弊害のほうが心配ですよね。ロコモになるかもしれないし、生活習慣病もあるかもしれません。運動することで、そういった「ほかのリスク」を下げることが大切です。

では、どのような運動がいいのかというと、当然ながら、脊柱に継続的に強い負荷をかけるような運動は避けたいですね。

軽いウォーキング、できれば水中ウォーキングをするのがいいと思います。また、筋肉の柔軟性も悪くなりますから、筋肉を伸ばすストレッチなどを継続的に行って、QOL（生活の質）の維持、向上を図ってください。

A. 痛みが出ないような運動をして、活動量の低下に伴うリスクを下げましょう。

Q.ジムで筋力トレーニングを始めて少しずつ負荷を増やし、脚や背中はそれなりに成果を感じていますが、胸の筋肉だけは、なかなかつきません。（50代前半女性）

これは女性特有の悩みですね。女性のほうが男性よりも筋肉がつきにくく、また、女性の中にも、筋肉が発達しやすい人とそうでない人がいます。ただ、この年代の女性で脚や背中に筋肉がついてきて成果を感じているというのは、とても素晴らしいことです。

なぜ胸の筋肉がつきにくいのかというと、女性は腕を使って前に押し出すという動作が苦手だからです。トレーニングを指導していると、男性はチェストプレスやベンチプレス、プッシュアップといった種目をスムーズにできるのですが、女性の場合、うまくできない方が多いのです。

この方は、かなり真剣にトレーニングに取り組んでいるようなので、ひょっとしたら、胸のトレーニングの負荷設定が高過ぎるのが原因かもしれません。

先ほども言ったように、女性は押すという動作が苦手な傾向があるので、負荷設定が高過ぎるトレーニングをすると、逆に狙った筋肉、この場合は大胸筋に刺激が入る前に、腕や肩が疲れてしまっているかもしれません。

一度、負荷を下げてみて、大胸筋に刺激が入るフォームや動き方をまず覚えることが大切です。これができるようになってから、徐々に負荷を上げていきましょう。

A. まずは胸のトレーニングの負荷を一度下げて、効果的な正しいフォームを身につけましょう。

Q. 一念発起し、シックスパックを目指して筋トレを始めました。仕事の都合でジムには週に1回しか通えません。これで腹筋は割れますか？

（50代前半男性）

男性にとって憧れのシックスパックは、50代になってからも可能だと思います。

男性は、腹部の皮下脂肪を落としていけば、腹直筋が浮き上がってくる可能性が高くなります。一生懸命に腹筋を鍛えているのにシックスパックができないという人は、腹筋の上に体脂肪という座布団がのっていることが多いのです。

そういった方は、体脂肪を落とすためのアプローチが必要になるでしょう。

体脂肪を落とすためには、筋トレよりも摂取カロリーのコントロールと有酸素運動が必要になります。

そうやって皮下脂肪を落とした状態になったら、腹直筋を隆起させるために、高負荷をかけるトレーニングを行ってください。きっときれいなシックスパックができるでしょう。

ジムには週に1回しか通えないとのことですが、そのほか家で自重トレーニングを行うこともしないと難しいと思います。

A. 皮下脂肪を落として腹直筋を浮かび上がらせましょう。

Q.「筋トレ後、すぐに有酸素運動をすると、体脂肪を減らすのに効果がある」と思っていました。ところが、あるお医者さんが、「筋トレ後の有酸素運動は体脂肪を減らすのにあまり効果がない」と言っている記事を読みました。本当はどちらなのでしょうか？（50代後半男性）

いろいろな説があるので、一概には言えないですね。ただ、確かに現在のトレーナー業界では、筋トレ後の有酸素運動は脂肪を減らすために有効だ、というのが一般常識になっています。

諸説が出ているのなら、自分でそれぞれの方法を2〜3カ月ずつ続けてみて、どちらのほうが効果が出るかを試してみるのもいいかもしれません。

ちなみに、私自身はランニングをしてから筋トレをします。これは科学的、運動生理学的な理由ではなく、そのほうがやる気が出るからという、極めて個人的な好みからなんですよ（笑）。

効果が下がるかもしれないということは分かっています。しかし、個人的にはその順番のほうがモチベーションが高まるのです。筋トレをして疲れてから走るよりも、疲れていない状態で気持ちよく走りたいんですよね。

ですから、モチベーションが高まるのであれば、どの順番でやっていただいてもいいと思います。継続できるということが大切なのです。

A. 諸説あるなら、自分の好みを優先して選んでもOK。

参考文献

『糖尿病の最新治療2016‐2018』羽田勝計・門脇孝・荒木栄一 編（南江堂）
『最新 糖尿病診断のエビデンス』能登洋 著（日経BP社）
『サプリメントのほんととウソ』下村吉治 編（ナップ）
『中野ジェームズ修一の糖尿病に効くウォーキング＆筋トレ入門』（洋泉社MOOK）
『「食べもの神話」の落とし穴』高橋久仁子 著（講談社ブルーバックス）
『運動処方の指針　運動負荷試験と運動プログラム　原書第7版』（南江堂）
『運動処方の指針　運動負荷試験と運動プログラム　原書第8版』（南江堂）
『糖尿病専門医研修ガイドブック 改訂第7版』日本糖尿病学会 編著（診断と治療社）

本書は『医師に「運動しなさい」と言われたら最初に読む本』（2018年10月刊）と、『女性が医師に「運動しなさい」と言われたら最初に読む本』（2019年7月刊）を再編集し、文庫化したものです。

日経ビジネス人文庫

医師《いし》に「運動《うんどう》しなさい」と言《い》われたら最初《さいしょ》に読《よ》む本《ほん》

2020年10月1日　第1刷発行

著者
中野ジェームズ修一《なかの・じぇーむず・しゅういち》

監修者
田畑尚吾《たばた・しょうご》
伊藤恵梨《いとう・えり》

発行者
白石 賢

発行
日経BP
日本経済新聞出版本部

発売
日経BPマーケティング
〒105-8308 東京都港区虎ノ門4-3-12

ブックデザイン
藤田美咲

本文DTP
アーティザンカンパニー

印刷・製本
中央精版印刷

Printed in Japan　ISBN978-4-532-19992-0